Hefte zur Unfallheilkunde
Beihefte zur Zeitschrift „Der Unfallchirurg"

Herausgegeben von:
J. Rehn, L. Schweiberer und H. Tscherne

198

Roland Wolff

Knochenstabilität nach Kontakt- und Spaltheilung

Eine tierexperimentelle Studie

Mit 46 Abbildungen

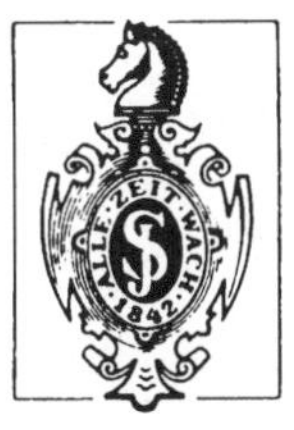

Springer-Verlag
Berlin Heidelberg New York
London Paris Tokyo

Reihenherausgeber

Prof. Dr. Jörg Rehn
Mauracher Straße 15, D-7809 Denzlingen

Prof. Dr. Leonhard Schweiberer
Direktor der Chirurgischen Universitätsklinik München-Innenstadt
Nußbaumstraße 20, D-8000 München 2

Prof. Dr. Harald Tscherne
Medizinische Hochschule, Unfallchirurgische Klinik
Konstanty-Gutschow-Straße 8, D-3000 Hannover 61

Bandherausgeber

Priv.-Doz. Dr. med. Roland Wolff
Orthopädische Klinik und Poliklinik
der Freien Universität Berlin
Oskar-Helene-Heim
Clayallee 229, D-1000 Berlin 33

CIP-Kurztitelaufnahme der Deutschen Bibliothek:
Wolff, Roland:
Knochenstabilität nach Kontakt- und Spaltheilung: e. tierexperimentelle Studie/Roland Wolff. –
Berlin; Heidelberg; New York; London; Paris; Tokyo: Springer, 1988 (Hefte zur Unfallheilkunde; 198)

ISBN-13: 978-3-540-50107-7   e-ISBN-13: 978-3-642-73951-4
DOI: 10.1007/978-3-642-73951-4

NE: GT

Die Wiedergabe von Gebrauchsnamen, Handelsnamen, Warenbezeichnungen usw. in diesem Buch berechtigt auch ohne besondere Kennzeichnung nicht zu der Annahme, daß solche Namen im Sinne der WarenzeichenGesetzgebung als frei zu betrachten wären und daher von jedermann benutzt werden dürfen.

Produkthaftung: Für Angaben über Dosierungsanweisungen und Applikationsformen kann vom Verlag keine Gewähr übernommen werden. Derartige Angaben müssen vom jeweiligen Anwender im Einzelfall anhand anderer Literaturstellen auf ihre Richtigkeit überprüft werden.

2124/3140-543210 – Gedruckt auf säurefreiem Papier

Das Ziel der Behandlung von Knochenbrüchen ist es letztlich, eine Stabilität zu erreichen, die der ursprünglichen Beanspruchung des betroffenen Knochens gerecht wird. Die modernen Osteosyntheseverfahren ermöglichen die Herstellung einer hohen Ausgangsstabilität, die jedoch weitgehend von der Art der gewählten Implantate und einer optimalen Operationstechnik abhängt. Die Ausschaltung aller auf den Bruchspalt einwirkenden Störkräfte hat eine erhebliche Zunahme der bereits von Danis beschriebenen sog. primären Knochenheilung mit sich gebracht, die eine zuverlässige Beurteilung des Konsolidierungsgrades infolge der fehlenden Kallusbildung im Röntgenbild nicht zuläßt.

R. Wolff hat mit dieser, an Kaninchen durchgeführten experimentellen Arbeit gezeigt, daß nach Ablauf von 12 Wochen eine definitive Stabilität erreicht wird, gleichgültig, ob die Heilung über einen bestehenden Spalt oder aber einen unmittelbaren Kontakt der Fragmente erfolgt. Allein die Entwicklung vollzieht sich unterschiedlich, da die Kontaktsituation mit höherer Ausgangsstabilität einhergeht.

Diese Arbeit stellt eine wertvolle Bereicherung der Kenntnisse über die Knochenheilung dar, die mit Verbesserung der therapeutischen Möglichkeiten, vor allem durch standardisierte Operationsverfahren, einen grundlegenden Wandel erfahren hat. Viele klinische Beobachtungen finden durch die Arbeit R. Wolffs ihre wissenschaftliche Interpretation. Wer Knochenchirurgie betreibt, wird hier wichtige neue Erkenntnisse finden und für manche eigene Erfahrung eine verständliche Erklärung.

G. Friedebold

Danksagung

Mein Dank gilt

Herrn Prof. Friedebold für die großzügige Unterstützung bei der Entstehung dieser Arbeit,

Herrn Priv.-Doz. Zilch für viele Anregungen, seine persönliche Mithilfe bei den ersten operativen Eingriffen und insbesondere für den Zuspruch nach anfänglich mißlungenen Experimenten,

Herrn Prof. Perren und Herrn Dr. Cordey für Hinweise und Ermutigung zur Durchführung der Experimente,

Herrn Prof. Fuchs und Frau Schmidt für die Hilfe bei der statistischen Auswertung,

Herrn Dr. Helms, Herrn Dr. Ziebs und Herrn Naseband von der Bundesanstalt für Materialprüfung Berlin für die Beratung bei der Durchführung der biomechanischen Experimente,

Herrn Dr. Bergmann und Herrn Dr. Rohlmann im Biomechanik-Labor des Oskar-Helene-Heims für die Hilfe beim Aufbau der biomechanischen Versuchsanordnung,

Frau Stahr und Frau Speierer-Kharazi für die Einbettung der Präparate und die Anfertigung der technischen Zeichnungen,

den Röntgenassistentinnen unseres Hauses für die Anfertigung der Röntgenstandardaufnahmen und

Frau Schumann für die Niederschrift und Durchsicht der Arbeit.

Die Arbeit wurde ermöglicht mit Geldern der Deutschen Forschungsgemeinschaft (Fördernummer Z 248/1 – 1) und der AO (Arbeitsgemeinschaft für Osteosynthese).

Inhaltsverzeichnis

Referentenverzeichnis

Benedetto, K. P., Priv.-Doz.; Universitätsklinik für Unfallchirurgie, Anichstraße 35,
A-6020 Innsbruck

Berner, W., Priv.-Doz. Dr.; Unfallchirurgische Klinik der Medizinischen Hochschule
Hannover, Konstanty-Gutschow-Straße 8, D-3000 Hannover 61

Breitfuß, H., Dr.; Chirurgische Universitätsklinik, Berufsgenossenschaftliche
Krankenanstalten „Bergmannsheil" Bochum, Gilsingstraße 14, D-4630 Bochum 1

Brunner, U., Dr.; Chirurgische Klinik Innenstadt und Chirurgische Poliklinik der Ludwig-
Maximilians-Universität, Pettenkoferstraße 8 a, D-8000 München 2

Bühren, V., Dr.; Chirurgische Universitätsklinik, Abteilung Unfallchirurgie,
D-6650 Homburg/Saar

Ekkernkamp, A., Dr.; Chirurgische Universitätsklinik, Berufsgenossenschaftliche
Krankenanstalten „Bergmannsheil" Bochum, Gilsingstraße 14, D-4630 Bochum 1

Fisseler-Eckhoff, A., Dr.; Institut für Pathologie, Berufsgenossenschaftliche
Krankenanstalten „Bergmannsheil" Bochum, Gilsingstraße 14, D-4630 Bochum 1

Gillquist, J., Prof. Dr.; Department of Orthopaedic Surgery, University Hospital,
S-58185 Linköping/Sweden

Glinz, W., Prof. Dr.; Klinik für Unfallchirurgie, Universitätsspital Zürich, Rämistraße 100,
CH-8091 Zürich

Glötzer, W., Dr.; Universitätsklinik für Unfallchirurgie, Anichstraße 35, A-6020 Innsbruck

Gotzen, L., Prof. Dr.; Klinik für Unfallchirurgie, Klinikum der Philipps-Universität,
Baldinger Straße, D-3550 Marburg

Habermeyer, P., Dr.; Chirurgische Klinik Innenstadt und Chirurgische Poliklinik der
Ludwig-Maximilians-Universität, Pettenkoferstraße 8 a, D-8000 München 2

Henneberger, G., Dr.; Chirurgische Universitätsklinik, D-6650 Homburg/Saar

Hertel, E., Prof. Dr.; Eduardus-Krankenhaus, Custodisstraße 3/17, D-5000 Köln-Deutz

Hertel, P., Prof. Dr.; Rudolf-Virchow-Krankenhaus, Augustenburger Platz 1,
D-1000 Berlin 65

Hertz, H., Priv.-Doz. Dr.; I. Universitätsklinik für Unfallchirurgie, Alser Straße 4,
A-1090 Wien 9

Josten, C., Dr.; Chirurgische Universitätsklinik, Berufsgenossenschaftliche
Krankenanstalten „Bergmannsheil" Bochum, Gilsingstraße 14, D-4630 Bochum 1

Knopp, W., Dr.; Chirurgische Universitätsklinik, Berufsgenossenschaftliche Krankenanstalten „Bergmannsheil" Bochum, Gilsingstraße 14, D-4630 Bochum 1

Kohn, D., Dr.; Orthopädische Klinik der MH Hannover im Annastift e. V., Heimchenstraße 1–7, D-3000 Hannover 61

Küffer, G. V., Dr.; Radiologische Klinik und Poliklinik der Ludwig-Maximilians-Universität, Pettenkoferstraße 8 a, D-8000 München 2

Lais, E., Dr.; Rudolf-Virchow-Krankenhaus, Augustenburger Platz 1, D-1000 Berlin 65

Lehrberger, K., Dr.; Orthopädische Universitätsklinik, Klinikum Großhadern, Marchioninistraße 15, D-8000 München 70

Lobenhoffer, P., Dr.; Unfallchirurgische Klinik der Medizinischen Hochschule Hannover, Konstanty-Gutschow-Straße 8, D-3000 Hannover 61

Mayr, B., Dr.; Radiologische Klinik und Poliklinik der Ludwig-Maximilians-Universität, Pettenkoferstraße 8 a, D-8000 München 2

Milachowski, K. A., Dr.; Orthopädische Klinik der MH Hannover im Annastift e. V., Heimchenstraße 1–7, D-3000 Hannover 61

Muhr, G., Prof. Dr.; Chirurgische Universitätsklinik, Berufsgenossenschaftliche Krankenanstalten „Bergmannsheil" Bochum, Gilsingstraße 14, D-4630 Bochum 1

Neumann, K., Dr.; Chirurgische Universitätsklinik, Berufsgenossenschaftliche Krankenanstalten „Bergmannsheil" Bochum, Gilsingstraße 14, D-4630 Bochum 1

Niemeyer, H., Dr.; Chirurgische Universitätsklinik, Abteilung Unfallchirurgie, D-6650 Homburg/Saar

Oberhammer, J., Dr.; Universitätsklinik für Unfallchirurgie, Anichstraße 35, A-6020 Innsbruck

Schabus, R., Dr.; I. Universitätsklinik für Unfallchirurgie, Alser Straße 4, A-1097 Wien

Schmid, A., Dr.; Chirurgische Universitätsklinik, Robert-Koch-Straße 40, D-3400 Göttingen

Schmid, F., Dr.; Chirurgische Universitätsklinik, Robert-Koch-Straße 40, D-3400 Göttingen

Seiler, H., Priv.-Doz. Dr.; Chirurgische Universitätsklinik, Abteilung Unfallchirurgie, D-6650 Homburg/Saar

Strümper, R., Dr.; Eduardus-Krankenhaus, Custodisstraße 3/17, D-5000 Köln-Deutz

Werlich, T., Dr.; Klinik für Unfallchirurgie, Klinikum der Philipps-Universität, Baldinger Straße, D-3550 Marburg

Winkler, W., Dr.; Universitätsklinik für Unfallchirurgie, Anichstraße 35, A-6020 Innsbruck

Wirth, C. J., Prof. Dr.; Orthopädische Klinik der MH Hannover im Annastift e. V., Heimchenstraße 1–7, D-3000 Hannover 61

1 Einleitung und Fragestellung

Die Fraktur stellt eine durch mechanische Energieeinwirkung ausgelöste Diskontinuität des Knochens dar (Schenk u. Perren 1977; Eitel 1981). Bei der Osteotomie erfolgt die Kontinuitätstrennung des Knochens planmäßig durch den Operateur, um eine Stellungskorrektur zu erreichen. Frakturen und Osteotomien sollen knöchern ausheilen, d. h. zu einer neuerlichen Konsolidierung des Knochengewebes führen. Es bleibt ein erstaunliches Phänomen, daß es beim Menschen, der das Erwachsenenalter erreicht hat und dessen Knochenentwicklung somit zum Abschluß gelangt ist, nach einer Kontinuitätsunterbrechung zu neuer Knochenbildung kommt (Friedebold 1980).

Das bis heute in seinen letzten Zusammenhängen nicht erklärbare Phänomen ist darin zu sehen, daß Zellen der Bindegewebereihe unter derart pathologischen Bedingungen zur Bildung neuer organischer Knochensubstanz befähigt werden.

Hauptziel jeglicher Knochenbruchbehandlung ist die Wiederherstellung der vollen Funktion der verletzten Extremität (Müller et al. 1977). Diese Aufgabe läßt sich konservativ oder operativ erreichen. Auf die Vor- und Nachteile beider Verfahren sowie die Indikation zur operativen Frakturbehandlung soll hier nicht eingegangen werden (vgl. Eitel 1981).

Die Frakturheilung kann über eine biologische Stabilisierung durch eine Kallusnarbe erfolgen (konservative Therapie). Der Knochen erreicht seine ursprüngliche Integrität sekundär durch inneren Umbau.

Bei der operativen Frakturbehandlung hat sich im deutschsprachigen Raum die Technik der Arbeitsgemeinschaft für Osteosynthesefragen (AO) durchgesetzt (Müller et al. 1977). Eine anatomische Reposition der Fragmente, die Erhaltung der Zirkulation (in Knochenfragmenten und Weichteilen) sowie die stabile Osteosynthese erlauben eine frühzeitige aktive Mobilisierung und ermöglichen damit die rasche Wiederherstellung der Funktion der verletzten Extremität.

Wesentlich für die Heilung nach Osteosynthese ist die Stabilität der Frakturzone, die durch interfragmentäre Kompression erreicht wird. Im Bereich der Fraktur bestehen Kontakt- und Spaltzonen, wobei die Spaltzonen durch die Kontakte abgestützt und stabilisiert werden. Schenk u. Willenegger (1963) konnten zeigen, daß es unter diesen Voraussetzungen zur primären angiogenen Knochenbildung kommt. Dabei lassen sich Spalt- und Kontaktheilung unterscheiden.

In stabil fixierten *Spalten* sind bereits nach 1 Woche Gefäße und lockeres mesenchymales Gewebe nachweisbar. Entlang der die Spalte begrenzenden Oberfläche der Fragmentenden sind Osteoblasten aufgereiht, die bereits Osteoid abgelagert haben. Durch ständige Bildung neuer Knochenlamellen werden diese Spalten in 3 – 4 Wochen primär knöchern überbrückt. Das Auffüllen der Spalte erfolgt nach dem Muster der primären angiogenen Ossifikation (Schenk u. Willenegger 1963, 1977). Zunächst ist die Festigkeit in der 1. Phase der Spaltheilung gering, erst in der anschließenden 2. Phase werden durch intensiven Havers-Umbau die ursprüngliche Struktur der Kortikalis wieder hergestellt und gleichzeitig von der Osteotomie her nekrotisch gewordene Kortikalisbezirke revitalisiert (Kinzl et al. 1974).

Bei der *Kontaktheilung* überqueren Havers-Osteone die Fraktur direkt von Fragmentende zu Fragmentende; die ursprüngliche Integrität der Frakturzone wird also primär restituiert. Nach Rahn et al. (1971) sollte daher nur in diesem Fall von primärer Heilung gesprochen werden.

Bei der spontanen Bruchheilung unter konservativer Therapie wie auch nach instabiler Osteosynthese beantwortet der Knochen interfragmentäre Unruhe durch Resorption der Fragmentenden, Kallusbildung und sekundäre Knochenbildung.

Ein wesentliches Ziel der operativen Therapie ist die mechanische Stabilisierung. Um Mikro- und Makrobewegungen im Frakturspalt zu vermeiden, werden die Fragmente durch ausreichende Vorspannung derart aneinandergepreßt, daß physiologische Kräfte ihn nicht distrahieren und ihn keinen Scherbewegungen aussetzen. Ein denkbarer negativer Einfluß der Kompression fand sich bei den bisher aufgebrachten Drücken nicht.

Die Art der Knochenheilung nach Osteosynthese (Kontakt- oder Spaltheilung) ist zwar von theoretischem Interesse, für den Kliniker letztlich jedoch nur interessant, wenn sich daraus eine unterschiedliche Stabilität im zeitlichen Ablauf der Frakturheilung ergibt.

Die Bedeutung der verschiedenen Frakturheilungsbilder für die mechanische Festigkeit ist bisher wenig untersucht worden. Vorliegende Messungen bezogen sich auf verschiedene Behandlungsverfahren und weniger auf den Typus der Frakturheilung (Lettin 1965; Jäger et al. 1976).

Bei theoretischem Vergleich der mechanischen Festigkeit zwischen Spalt- und Kontaktheilung stehen sich einerseits bei der Spaltheilung ein großflächiger, aber wenig zugfester Kontakt und andererseits bei der Kontaktheilung ein verstreuter punktförmiger, jedoch zugfester Kontakt durch Osteone gegenüber (Ascenzi u. Bonucci 1964). Diese Osteone sind in den Fragmenten offensichtlich gut verankert, denn sie reißen bei histologischen Präparationen nicht aus, sondern brechen im Frakturspalt (Perren et al. 1975).

In der vorliegenden Untersuchung soll tierexperimentell (Kaninchentibia) der *Einfluß von Kontakt- und Spaltheilung auf Dauer und Stabilität der Knochenheilung* untersucht werden. Die Kaninchentibia wurde gewählt, weil einerseits primäre Heilung beim Kaninchen nachgewiesen wurde (Rahn et al. 1971), andererseits die Frakturheilung beim Kaninchen relativ rasch erfolgt und diese Tiere mit vertretbarem Aufwand anzuschaffen und zu halten sind. Auf die Übertragbarkeit der Versuchsergebnisse auf den Menschen wird in der Diskussion eingegangen.

2 Aufbau und Struktur des Knochens

2.1 Historischer Rückblick

Die Erkenntnisse über die Struktur des Knochens gingen einher mit den technischen Möglichkeiten, kleine und kleinste Zellbestandteile darzustellen und sie chemisch zu analysieren. Pionierarbeit auf dem Gebiet der mikroskopischen Knochenuntersuchung wurde von A. van Leeuwenhoek (1632 – 1723) geleistet (eine Würdigung seiner Arbeit findet sich bei Dobell 1932). Er entdeckte verschiedene Röhrensysteme im Knochen. Davon unabhängig fand C. Havers (1692) längs verlaufende Kanäle, die später nach ihm benannt wurden (Teilabdruck seiner Arbeit bei Enlow 1963). Howship (1817) fielen unregelmäßige Erweiterungen im Bereich der Knochenkanäle auf (Howship-Lakunen); den kausalen Zusammenhang dieser Lakunen mit dem Knochenabbau erkannten jedoch erst Tomes u. de Morgan (1853).

Todd u. Bowmann (1845) prägten die Begriffe „Lakune" und „Havers-System" (vaskularisierter Knochenkanal mit Umgebung). Goodsir u. Goodsir (1845) untersuchten wachsende Knochen. Sie sahen als erste eine Verbindung zwischen neugebildeter Grundsubstanz und osteogenetischen Zellen, die einige Jahre später von Gegenbaur (1864) Osteoblasten genannt wurden. Auch Knochenabbau als Zelleistung wurde bereits Ende des 19. Jahrhunderts beschrieben (Kölliker 1873; Prägung des Begriffs „Osteoklast").

2.2 Struktur und Funktion des Knochengewebes

Die knochenbildenden Osteoblasten stammen vom Mesenchym ab und ähneln zunächst undifferenzierten Fibroblasten. Bisher ist wenig über die Art der Stimulierung bekannt, die zur Reifung des Osteoblasten aus seinem osteogenetischen Vorläufer und zur Teilung führt. Ein mitogenetisches Kinin, das von geschädigtem Frakturgewebe freigesetzt wird, mag eine Rolle spielen (Johnell 1977), ebenso eine Potentialänderung. Außerhalb des eigentlichen Knochens liegende Bindegewebezellen können ebenfalls zur Knochenbildung induziert werden: heterotope Ossifikation.

Die morphologische Identifizierung osteogenetischer Zellen vor ihrer Differenzierung ist schwierig, sie kann z. B. über ihre Lokalisation erfolgen (Sevitt 1981). Die prämitotische Kernaktivität osteogenetischer Zellen im Periost läßt sich nach Frakturen bei Mäusen durch Injektion von radioaktiv markiertem Thymidin nachweisen (Tonna u. Cronkite 1961 a, b).

Osteoblasten lagern sich teilweise zu epitheloiden Schichten zusammen und scheiden noch unverkalkte mukopolysaccharidhaltige organische Grundsubstanzen, das Osteoid, ab. Die entstehende Knochenmatrix setzt sich aus einer gallertartigen sulfathaltigen Grundsubstanz, den Mukopolysacchariden und den darin eingewobenen Kollagenfasern (aus Tropokollagen polymerisiert) zusammen. Diese enthalten die für sie spezifische Aminosäure Hydroxypolin und bilden das Gerüst, in das die Kristalle (meist Hydroxylapatit) bei der nachfolgenden Verkalkung eingebaut werden (Haas 1976). Mit ihrer fortschreitenden Einmauerung in die Grundsubstanz nehmen die Osteoblasten schließlich die definitive Gestalt der Osteozyten an (Kummer 1980). Sie bilden proteolytische Fermente und können außerordentlich rasch die Oberfläche ihrer Lakunen verändern. Im umgebenden Knochenareal von etwa 100 µm beeinflussen sie den Metabolismus (Pritchard 1972).

Die Osteozyten bilden mit ihren zahlreichen Ausläufern ein Synzytium, das in Stoffwechseleinheiten gegliedert scheint, die für die Mineralhomeostase im Organismus verantwortlich sind (Rasmussen u. Bordier 1974). Für diese Aufgabe steht ihnen die große Oberfläche der Canaliculi zur Verfügung. Elektronenmikroskopische Untersuchungen von Dudley u. Spiro (1961) sowie Hancox u. Boothroyd (1964) lassen einen eigenen interstitiellen Raum zwischen den Osteozyten mit ihren filamentartigen Fortsätzen und den Canaliculi der Matrix vermuten. Voraussetzung dieser Theorie ist, daß alle internen und externen Knochenoberflächen einschl. der Knochentrabekel von Zellen bedeckt sind. Wiel et al. (1978) wiesen im Elektronenmikroskop die regelmäßige Anwesenheit fibroblastenartiger Zellen auf der Oberfläche von Knochentrabekeln nach.

Das Ausfällen der Kristalle in die Matrix wird Nukleation genannt (Fleisch 1964). Die zur Kalziumausfällung nötige Schwellenkonzentration läßt sich durch Kristallisationszentren – z. B. Kollagen – herabsetzen. Das ubiquitäre Pyrophosphat, das durch alkalische Phosphatase zerstört wird, kann für die Hemmung der Kalziumphosphatausfällung verantwortlich sein (Haas 1976). Setzen Osteoblasten also das Ferment frei, wird durch Pyrophosphatabbau das Löslichkeitsprodukt überschritten, die Nukleation setzt ein.

Arbeiten von Hartles (1964), Talmage (1969), Simkiss (1975) und Urist (1976) beschäftigen sich eingehender mit der Mineralisierung des Knochens. Anderson (1976) wies membrangebundene extrazelluläre Vesikel nach, die Hydroxiapatit enthalten und wahrscheinlich von Vesikeln osteogener Zellen abstammen. Die Aktivität dieser Membranen und damit die Ca^{2+}-Freisetzung in kalzifizierbares Milieu wird wahrscheinlich hormonell (Parathormon, Kalzitonin) reguliert (Sevitt 1981).

Primär wird beim Menschen Geflechtknochen gebildet – auch der Knochen im Frakturkallus hat Geflechtstruktur –, der zum Lamellenknochen umgebaut wird (Weidenreich 1930, unterschied noch 6 Gewebetypen, die Pritchard 1972, auf 3 reduzierte. Wesentlich sind dabei Geflechtknochen und Lamellenknochen). Charakteristische Einheit ist hier das Osteon (Havers-System). Es ist ein längliches Gebilde mit einem konzentrisch um den gefäßführenden Havers-Kanal angeordneten Lamellensystem. Die Lücken zwischen den Osteonen werden durch Schaltlamellen, den Resten älterer Osteone, ausgefüllt. Einige jüngere Osteone sind gegen die ältere Umgebung durch eine besonders deutliche homogene Kittlinie (nur geringer bzw. fehlender Kollagenanteil) abgegrenzt (Leonhardt 1969). Innerhalb der Lamellen liegen Osteozyten, konzentrisch zum Gefäßkanal und mit ihrer Fläche zu ihm ausgerichtet. Die Havers-Gefäße sind untereinander sowie mit den Markraum- und Periostgefäßen durch radiär angeordnete Volkmann-Gefäße verbunden.

Während des gesamten Lebens erfolgt ein ständiger Knochenumbau (Remodeling, s. Abschn. 3.3), der aus Zyklen von Knochenresorption und Neubildung besteht (erstmals beschrieben von Tomes u. De Morgan 1853; dann von Ebner 1875). Ein aktives Osteon bildet etwa 0,5 – 1,5 µm (1 µm = 10^{-6} m) pro Tag, die mittlere Lebenszeit eines Osteons beim Erwachsenen liegt bei etwa 15 Jahren (Sevitt 1981).

Für den Knochenabbau sind Osteoklasten, 30 – 100 µm große, vielkernige (2 bis hin zu 100, meist 5 – 10) Zellen verantwortlich. Sie tragen an der Knochenkontaktfläche einen Bürstensaum (Oberflächenvergrößerung). Der fermentativ (durch Kollagenasen) aufgelöste

Knochen wird durch Pinozytose aufgenommen. Kinematographische Studien hierzu wurden von Goldhaber (1961) durchgeführt.

Die von Osteoklasten gebildeten Arrosionen heißen Howship-Lakunen.

Nach neueren Studien bilden sich die Osteoklasten durch Fusion von Zellen des mononuklearen phagozytären Systems (Göthlin u. Ericsson 1973; Buring 1975; Sevitt 1981). Chambers (1978) wies auf die Verwandtschaft mit anderen vielkernigen Riesenzellen hin.

Die Osteoklasten sind für den physiologischen Auf- und Umbau der Knochenstruktur von entscheidender Bedeutung. Sie resorbieren nach Frakturen nekrotische Knochenanteile und entfernen provisorischen ossären Kallus. Der auslösende Faktor für die Resorption bzw. das Erscheinen der Osteoklasten am Angriffsort ist unbekannt. Horton et al. (1974) fordern einen „Osteoklastenaktivierungsfaktor". (Werden lymphatische Zellen in Gegenwart von Makrophagen durch Phytohämagglutinin aktiviert, setzen sie einen Faktor frei, der in Kulturen von fetalem Knochen Oosteoklasie induziert.)

2.3 Blutversorgung des Knochens

Die arterielle Blutversorgung des Röhrenknochens erfolgt über 3 Systeme:

1) A. nutricia,
2) epiphyseometaphysäres System,
3) periostales Gefäßsystem.

Die A. nutricia durchdringt die Kortikalis durch das Foramen nutricium, teilt sich in der Markhöhle in auf- und absteigende Äste, die sich ihrerseits mit den metaphysären Arterien am Knochenende verbinden bzw. mit dem transversal verlaufenden Gefäßsystem der Kortikalis kommunizieren. Letzteres versorgt schließlich das Havers-Gefäßsystem.

Die epiphyseometaphysären Gefäße strahlen über zahlreiche Foramina in die Knochenenden ein und versorgen die Metaphyse. Die A. nutricia versorgt die Kortikalis nahezu vollständig sowie $1/3$ der Metaphyse. Nur der äußere Anteil der Kortikalis wird vom Periost her ernährt, die Bedeutung der periostalen Gefäße ist jedoch umstritten (Nelson et al. 1960; Rhinelander u. Baragry 1962; Trueta 1963; Gustilo et al. 1964; Rhinelander 1968, 1972; Schweiberer et al. 1974; Zilch 1980).

3 Knochenbildung

Die histologischen Vorgänge der Frakturheilung entsprechen prinzipiell der embryonalen und postnatalen Knochenbildung (auf die Besonderheiten der primären Knochenheilung wird später eingegangen). Der zunächst jeweils angelegte Geflechtknochen wird durch Abbau und Neubildung zum Lamellenknochen umstrukturiert. Der Geflechtknochen kann sich auf 2 Wegen aus dem Mesenchym entwickeln, durch

1) desmale (primäre) Ossifikation,
2) chondrale (sekundäre) Ossifikation:
   - perichondrale Ossifikation,
   - enchondrale Ossifikation.

3.1 Desmale Ossifikation

Zellen des Mesenchyms verdichten sich im Bereich sog. Ossifikationszentren und differenzieren zu Osteoblasten. Die Zellen produzieren Grundsubstanz und Kollagen, Kalziumionen werden angereichert. Die Osteoblasten behalten den für das Mesenchym typischen netzartigen Zellverband, der sich zunehmend einmauert (Leonhardt 1969). Es entstehen primäre Knochenbälkchen, die nach der Hauptzugrichtung der Bindegewebefasern orientiert sind (Kummer 1980). Das noch vorhandene gefäßführende Mesenchym bildet das primäre Knochenmark, das später zum retikulären blutbildenden Gewebe differenziert (sekundäres Knochenmark). Es ist noch nicht geklärt, ob die Knochenmarkzellen durch metaplastische Differenzierung der ursprünglichen Mesenchymzellen oder durch Migration einer hämopoetischen Vorform aus dem Blut entstehen (Sevitt 1981). Der unreife embryonale Knochen wird nach der Geburt durch Lamellenknochen ersetzt. Knochen der Schädelkalotte, des Gesichts und Klavikula ossifizieren primär.

3.2 Chondrale Ossifikation

Bei der chondralen Osteogenese entsteht zunächst ein Knorpelmodell, das durch Knochen ersetzt wird. Dabei sind perichondrale und enchondrale Verknöcherung zu unterscheiden.

Belchier entdeckte 1736 anläßlich eines Banketts, daß Knochen von Schweinen, die mit Krappwurzeln gefüttert worden sind, rot angefärbt waren (Krappwurzeln enthalten Alizarin). Duhamel erkannte an weiteren tierexperimentellen Untersuchungen (1739 – 1743), daß sich jeweils die Knochenstruktur anfärbte, die sich zum Zeitpunkt der Farbstoffgabe entwickelt. Nach intermittierender Farbstoffzufuhr schloß er schließlich, daß lange Röhrenknochen durch Anlagerung von neuen Knochen an die äußere Oberfläche an Durchmesser zunehmen und Längenaddition offenbar durch Knochenanlagerung an den Enden erfolgt. Da sich die Markhöhle ebenfalls erweitert, wenn der Knochenumfang größer wird, muß Knochen am inneren Umfang abgebaut werden (Hunter, zitiert bei Keith 1919 und Palmer 1835). Mit dieser Einführung der Knochenmarkierungen wurde eine wesentliche Grundvoraussetzung geschaffen, Wachstumsvorgänge quantitativ und qualitativ zu erfassen.

3.2.1 Perichondrale Ossifikation

Sie findet sich bei den knorpeligen Vorläufern der langen Röhrenknochen. Eine dichte, gefäßreiche Mesenchymschicht umgibt diese Knorpelanlagen. Dieses Mesenchym bildet anfangs das Perichondrium und entwickelt sich später zum Periost.

Im mittleren Bereich des Röhrenknochens entsteht im Perichondrium Bindegewebeknochen, der sich wie eine Manschette anlegt. Von hier dringt mesenchymähnliches Bindegewebe mit zahlreichen Kapillaren unter Mithilfe von Chondroblasten in den Knorpel ein, wo durch Blasenknorpelbildung eine enchondrale Ossifikation bereits vorbereitet wird (Kummer 1980). Osteogenetische Zellen, die ebenfalls vom eindringenden Mesenchym stammen, ersetzen die Chondrozyten. Einige reifen sofort zu Osteoblasten, sezernieren knöcherne Matrix und lagern sich um degenerierte Herde von Chondrozyten (Sevitt 1981).

Eindringen, Wachstum und Differenzierung osteogenetischer Zellen erfolgt im Knorpelmodell vom primären Zentrum ausgehend nach peripher. Eine sich zurückziehende Zone verkalkender und degenerierender Chondrozyten geht voraus.

Nach McLean u. Urist (1968) steuern Veränderungen in den Knorpelzellen das Einwandern von vaskularisiertem Mesenchym und die fortschreitende Osteogenese (Lacroix zeigte bereits 1948, daß epiphysärer Knorpel nach Transplantation enchondrale Ossifikation induzieren kann).

3.2.2 Enchondrale Ossifikation

Sie beginnt mit der Vaskularisierung des Knorpels. Mesenchymzellen, die das Gefäß begleiten, bauen als Chondroklasten den Knorpel ab, eröffnen 2 oder 3 hintereinander liegende Höhlen des jetzigen Blasenknorpels und kleiden als Osteoblasten die Wand der Höhlen aus (Leonhardt 1969), Gefäße und Mesenchym wachsen in die Hohlräume. Die Osteoblasten produzieren Osteoid und kollagene Fibrillen. Es entstehen schließlich Knochenbälkchen, die mit der perichondralen Knochenmanschette verwachsen. Die enchondrale Verknöcherung schreitet nach beiden Enden der Diaphyse weiter, so daß schließlich eine quer zur Längsachse der Diaphyse stehende Knorpel-Knochen-Grenze zustande kommt (Leonhardt 1969). Die blasig vergrößerten Knorpelzellen liegen nach mehrfacher Zellteilung als Säulenknorpel in Reihen hintereinander, ihr seitliches Wachstum wird durch den Druck der perichondral gebildeten Knochenmanschette verhindert.

Die Blutgefäße dringen bis zur Blasenknorpelzone vor. Aus den Zellen des begleitenden Bindegewebes bilden sich Chondroklasten. Sie resorbieren insbesondere die Interzellularsubstanz – etwa wie ein Bohrkopf –, und in den von ihnen geschaffenen Kanal folgen die Blutgefäße nach, analog dem Bohrgestänge (Kummer 1980).

Zu einem späteren Entwicklungszeitpunkt erscheinen sekundär Ossifikationszentren auch in den kartilaginären Epiphysen. Die nachfolgende Osteogenese transponiert den Knorpel in

Trabekelknochen. Es bleiben schließlich an den Enden ein Knorpelüberzug der Epiphyse (Gelenkknorpel) und die Knorpelzone gegen die Diaphyse (Epiphysenfuge).

3.3 Modeling und Remodeling

Der Knochen ist während des gesamten Lebens einem kontinuierlichen Prozeß struktureller Veränderungen unterworfen. Der primär gebildete Knochen wird durch ein koordiniertes Zusammenspiel von Osteogenese und Osteoklasie umgebaut, was letztlich die Voraussetzung jedes Wachstums und jeder Anpassung und auch der Frakturheilung ist. Die Resorption vorbestehender Knochenstruktur (Osteolyse) in Verbindung mit der nachfolgenden Apposition (Osteogenese) wird im englischen Sprachraum als „Remodeling" (entspricht dem Havers-Umbau) bezeichnet (Eitel 1981).

Neben Enlow (1963) beschäftigte sich insbesondere Frost (1963, 1966, 1972, 1973 a, b) in mehreren Monographien mit dem Remodeling:

Funktionelle Einheiten (*Basic Multicellular Units*, BMU, vergleichbar, z. B. mit dem Nephron der Niere) sind für diese spezielle Zellerneuerung verantwortlich, bei der Ab- und Aufbau in zeitlich gegliederter Folge am gleichen Ort ablaufen. Zunächst erfolgt die *Aktivierung (A)* einer neuen BMU. Mesenchymzellen, die einer Knochenoberfläche benachbart liegen, werden zur Proliferation stimuliert. Die Art des Stimulus bleibt unklar.

Viele der jetzt entstehenden Tochterzellen sind differenziert (Osteoklasten, Osteoblasten). Sie erscheinen in definierter, stereotyper, zeitlicher Folge. Zunächst tauchen Osteoklasten auf und resorbieren *(R)* einen Knochenbezirk (Zeitraum: etwa 1 Monat).

Die Resorptionsaktivität hört schließlich auf, die Osteoklasten verschwinden, und am gleichen Ort erscheinen Osteoblasten, die neuen Knochen formen *(F)*. Während der nächsten 3 Monate ersetzen sie etwa den gleichen Betrag an Knochen, der entfernt wurde. Der neue Knochenbezirk bleibt einige Jahre (1 – 30 Jahre) am Ort und nimmt seine mechanischen und physiologischen Aufgaben wahr, dann folgt die nächste Erneuerung. Jede BMU erneuert $10^{-1} - 10^{-2}$ mm³ Knochen.

Gesamtdauer: 4 Monate		
	A	Stimulus und *Aktivierung* (Dauer: Stunden) Proliferation von Mesenchymzellen, Differenzierung (Dauer: Tage)
	R	*Resorption* von Knochen (Dauer: 1 Monat)
	F	Knochenneubildung (*Formation*, Dauer: 3 Monate)

Die Knochenstruktur (Kollagenfasern) ist dabei parallel der zeitlich gemittelten Resultierenden von Druck- und Zugspannungen ausgerichtet (Frost 1973 c).

Der obige Prozeß der Zellerneuerung gleicht u. a. mechanische Ermüdungserscheinungen aus (Selbstheilungsmechanismus).

Unterscheiden lassen sich externes Remodeling (architektonische Strukturierung des Knochens mit seiner Trabekelanordnung; vgl. auch Wolff 1892) und internes Remodeling der Osteone. Bei letzterem wird der Havers-Kanal durch Osteoklasten in einen erweiterten tunnelähnlichen Raum umgeformt. Anschließend folgt die Ablagerung von lamellären Knochen durch Osteoblasten, die den Tunnel begrenzen. Bei aktiven Osteonen liegt die Rate der Knochendeposition bei etwa 1 µm pro Tag (Sevitt 1981).

Knochenumbau ist an eine intakte Mikrozirkulation gebunden (Schenk u. Willenegger 1964 a; Willenegger et al. 1971). Knochenneubildung erfolgt dabei nur im Bereich der Diffusionsstrecke von Gefäßen (Eitel 1981), die in Knochengewebe etwa 0,1 mm mißt (Schenk 1978). Nach Currey (1960) ist kein Osteozyt weiter als 0,14 mm vom nächsten Gefäß entfernt.

4 Stimulation und Induktion der Knochenbildung und Frakturheilung

Wesentliche Faktoren der Osteogenese und der Frakturheilung sind bis heute ungeklärt. Eine kaum überschaubare Anzahl von experimentellen Arbeiten beschäftigt sich mit der Wirkung unterschiedlicher physikalischer und chemischer Faktoren auf den Ablauf der Knochenneubildung. Die histologischen Erkenntnisse werden durch elektronenmikroskopische Befunde erweitert, der dynamische Wachstumsvorgang kann über Farbstoffsequenzmarkierung bzw. radioaktive Markierungen in zahlreiche Momentbilder zerlegt werden, die Rückschlüsse auf Art und Geschwindigkeit der Knochenbildung zulassen.

Die Interpretation der histologischen Vorgänge bei der Histogenese ist jedoch weiterhin vielfach kontrovers. Wird der Osteoblast als knochenbildende Zelle heute zwar allgemein anerkannt, sind Fragen zur Induktion und Stimulation der Osteogenese und ihre jeweilige Wertigkeit umstritten. Durch welchen Reiz wird eine Zelle, die genetisch für die Knochenbildung programmiert ist (Osteoblast), *stimuliert* bzw. welche externen oder internen Faktoren bewirken, daß Zellen mesenchymalen Ursprungs, die normalerweise keinen Knochen bilden, diese Eigenschaften erwerben, also zur Osteogenese *induziert* werden?

Ein Überblick über die Theorien zur Knochenbildung findet sich bei Bassett (1962) sowie Sevitt (1981).

Jede Knochenheilung beginnt mit dem Einwandern von Gefäßen und Zellen, die ein spezielles Granulationsgewebe bilden, das osteogenetische Potenz hat. Dieses Gewebe heißt Kallus. Das spezialisierte Kallusgewebe der sekundären Frakturheilung ist dabei dem Granulationsgewebe bei sekundärer Wundheilung in gewissen Grenzen vergleichbar. Nach Willis (1958) ist die Frakturheilung zusammengefaßtem embryonalem Wachstum vergleichbar, die Metaplasie im Reparaturgewebe bedeutet eine Wiederaufnahme embryonaler Aktivität.

4.1 Historischer Rückblick

Erste Versuche zur Knochenneubildung führte Duhamel bereits 1739 durch. Er implantierte subperiostal Silberringe. Da sie knöchern eingemauert wurden, müsse die Knochenbildung vom Periost ausgehen. Weitere experimentelle Untersuchungen mit Farbstoffen (1742 und 1743) bestärkten ihn in dieser Auffassung (neugebildeter Knochen färbt sich an, wenn die Versuchstiere mit Krappwurzeln, lat. rubia, gefüttert werden).

Von Haller (1763), Flourens (1842), Dupuytren (1847), Ollier (1867), Macewen (1912) sowie Leriche und Policard (1928) beschäftigten sich ebenfalls mit dem Problem der Osteogenese. Von Haller (1763) sprach dem Periost jede osteogenetische Potenz ab. Er und sein Schüler Hunter glaubten, der Knochen werde von Blutgefäßen gebildet, die in das Frakturhämatom eindringen. Hunter (1835) sah in der Epiphysenfuge den Hauptsitz des Wachstums von Röhrenknochen.

Macewen (1912) hielt das Periost lediglich für eine begrenzende Membran, die Osteoblasten im Knochen seien für die Osteogenese verantwortlich. Ollier (1867) wies mikroskopisch Osteoblasten in der inneren Schicht des Periosts nach und erkannte ihre Fähigkeit, Knochen zu bilden. Davis u. Hunnicutt (1915) sahen im Periost ebenfalls nur eine Begrenzung, McWilliams (1914) und Mayer u. Wehner (1914) verwarfen diese Ansicht. Leriche u. Policard (1928) sahen die reparative Kraft im Knochengewebe selbst, Osteoblasten sollten keine Rolle spielen. Nach Tonna u. Cronkite (1961 a, b) schließlich nehmen die Fibrozyten der äußeren Schicht vom Periost wahrscheinlich an der Knochenbildung nicht teil, während Zellen der inneren Keimschicht ihre osteogenetische Potenz während des ganzen Lebens behalten.

Schon frühzeitig wurde die Knochenbildung der Aktivität einer spezifischen Zelle zugeschrieben (s. auch Abschn. 2.1). Gegenbaur (1864) nannte sie Osteoblast. Bereits 1901 postulierte Marchant, daß Osteoblasten von Mesenchymzellen gebildet werden. Nach Baschkirzew u. Petrow (1912) gehen osteogenetische Zellen aus pluripotenten Bindegewebezellen mesenchymalen Ursprungs hervor. Zu den teilweise unterschiedlichen Auffassungen zur Herkunft der Osteoblasten äußert Pritchard noch 1956 treffend:

> So far neither their functional role nor their morphological specificity has been settled, and very diverse opinions are held. And, as so often happens where knowledge is uncertain, these opinions tend to be expressed rigorously and categorically.

Nach heutiger Ansicht haben undifferenzierte Bindegewebezellen die latente Fähigkeit, sich unter geeigneten (Umgebungs-)Bedingungen zu Osteoblasten umzuwandeln (Huggins 1931; Maximow u. Bloom 1952; van Patten u. Whittich 1955; Bassett 1962; Young 1962). Dieser Vorgang ist z. B. Ursache heterotoper Verkalkungen (bei Narben, Tumoren).

Unklar ist die Art des erforderlichen Reizes, der die Osteogenese auslöst. Das Konzept der osteogenetischen Induktion entstand, als Huggins (1931) experimentell am Hund zeigte, daß sich nach Transplantation von Mukosa der Blase Knochen im Bindegewebe der Bauchwand bildet.

Der Begriff „Induktion" ist der Embryologie entlehnt (Spemann u. Mangold 1924; Holtfreter u. Hamburger 1955; Grobstein 1956; McLean u. Urist 1955). Spezielle Beiträge zur Induktion finden sich ferner bei Burwell (1964 a), McLean u. Urist (1968) sowie Ostrowski u. Wlodarski (1971). Zwar werden meist heterotope Knochenbildungen untersucht, doch sind daraus Schlüsse zum Verständnis der Frakturheilung möglich.

Durch mechanischen Reiz, Röntgenstrahung (Engelstad 1934) und chemische Reize ließen sich Ossifikationen auslösen, ferner durch Knochengewebe, Knorpel, Epithel aus der Gallenblase und schließlich aus der bereits erwähnten Blasenmukosa (Huggins 1931).

Die Ergebnisse von Transplantationen sind oft schwer zu interpretieren, weil das Auswachsen von neuem Knochen aus dem Transplantat und Induktion im Lager nicht immer klar zu trennen sind. Eine zusammenfassende Übersicht über die Wechselwirkung der unterschiedlichen Transplantate und des Lagers findet sich in der Habilitationsschrift von Zilch (1980). Autogene lebende Transplantate haben die besten induktiven Eigenschaften. Die induktive Fähigkeit homologer Transplantate wird durch immunologische Reaktionen kompliziert und überdeckt (Chalmers 1959; Burwell 1964 a, b).

Poröse Diffusionskammern (Algire-Kammern, Algire 1957) aus Millipore (Zelluloseazetat) erlauben dabei grundsätzliche Experimente zur Induktion. Werden solche Kammern mit zu untersuchendem Gewebe einem Versuchstier implantiert, können zwar Nährsubstanzen durch die Poren diffundieren und das Überleben des Gewebes sichern, nicht dagegen Zellen des Immunsystems. Schwächen in der Filtermembran sind jedoch nicht sicher auszuschließen. Die experimentellen Ergebnisse mit diesen Kammern sind z. T. widersprüchlich (z. B.

Friedenstein 1962, 1968; Ostrowski u. Wlodarski 1971). Selbst die alleinige Wirkung der leeren Kammer auf das Lager wird unterschiedlich beurteilt.

Bei den meisten tierexperimentellen Untersuchungen kommt erschwerend hinzu, daß die Ergebnisse von vielen Variablen beeinflußt werden, deren Wirkung teilweise unbekannt ist (pH-Wert, Umgebungsmilieu, Temperatur, O_2-Sättigung usw.). Seit 1911 (Correll u. Jackson-Burrows) werden zur Erforschung der Osteogenese unter kontrollierten und reproduzierbaren Bedingungen daher Gewebekulturen verwendet. So wies Fell (1932) die knochenbildende Wirkung von Osteoblasten im Nährgewebe nach, Glücksmann (1938) zeigte die Abhängigkeit der Orientierung der Knochentrabekel von äußerer Krafteinwirkung.

Zahlreiche chemische Agenzien können im Versuchstier eine Osteogenese induzieren, z. B. Alkohol (Levander 1938, sah bei Experimenten mit alkoholischen Gewebeextrakten Knochenbildung auch am Ort der alleinigen Alkoholinjektion). Da auch Silbernitrat, Kalziumchlorid und Kupfersulfat osteogenetisch wirken, scheint durch die Gewebenekrose eine gemeinsame Induktionssubstanz freigesetzt zu werden (Sevitt 1981).

Lacroix (1947) nannte osteogenetische Induktorsubstanzen Osteogenin. Obwohl in weiteren Arbeiten (Moss 1960) gezeigt wurde, daß Knochengewebe einen Faktor enthält, der Knochenbildung induziert, ist über Art und Wirkungsweise des Induktors wenig bekannt.

McLean u. Urist (1968) führten zahlreiche Untersuchungen zur Isolierung eines Induktors durch. Urist et al. (1973) zeigten, daß eine osteogenetisch wirksame Substanz in einer Gelatine aus Knochenmartrix enthalten ist. Sie soll ein unlösliches, nicht kollagenes Protein oder Polypeptid bzw. Teil eines Proteins sein, das an Knochenkollagen gebunden ist. Urist u. Mitarb. nannten diese Substanz „bone morphogenetic protein" (BMP). Bei Zilch (1980) sind einige der bisher bekannten Eigenschaften des BMP zusammengestellt. Die Wirkung des BMP könnte auf zweierlei Weise erfolgen: Zum einen könnte es Rezeptoren der Zelloberfläche besetzen und dort Bindungen eingehen, oder aber es könnte virusartig in die Zelle eindringen und dort die Proteinsynthese beeinflussen. Urist tendiert zur 2. Möglichkeit. Das BMP wird durch kollagenolytische Aktivität mehrkerniger Zellen und Makrophagen aus der Matrix gelöst. Diese Zellen gehen kurzzeitig eine Verbindung mit perivaskulären Mesenchymzellen ein, die sich gerade geteilt haben und in der die Enzymsynthese einsetzt. Das übergehende Morphogen wird über das Zytoplasma an die DNS der Gene weitergegeben, so daß eine Differenzierung in Osteoblasten mit einer Synthese von Matrixgewebe einsetzt (Zilch 1980). Die isolierte Darstellung des BMP ist jedoch bis heute nicht gelungen.

4.2 Einwirkung von Druck auf den Knochen

Der Knochen ist ein hochaktives Stoffwechselorgan mit ständigem Gewebeumbau, der sich einer unterschiedlichen funktionellen Beanspruchung anpaßt.

Die Knochenstruktur ist parallel zu physikalischen Kräften orientiert, die auf den Knochen wirken. Es resultiert eine große Steifigkeit des Knochens, eine große Stabilität gegenüber Kompression und Zug. Alle internen und externen Oberflächen eines Knochens „driften" zur Seite der Konkavität, die während einer Serie stereotyper dynamischer Biegebeanspruchungen entsteht (Frost 1973 c). Nach Krompecher (1937, 1958) bestimmen Zug- und Druckkräfte, nach Pauwels (1965) Dehnung und hydrostatischer Druck die Art der Ossifikation. Für Pauwels sind möglichst Bewegungsruhe bei gleichzeitiger mechanischer Beanspruchung Voraussetzung für die Osteogenese. Elastische Deformationen in mikroskopischer Größenordnung werden als spezifischer Stimulus angesehen, der – je nach Größe – die Aktivität der Osteoblasten oder der Osteoklasten fördert (Kummer 1980). In gewissen Grenzen ist die

Anlagerung von Knochengewebe bzw. die Verfestigung durch vermehrte Kalksalzeinlagerungen der aktuellen Spannungsgröße proportional (Pauwels 1965, 1973). Werden Belastungsgrenzwerte überschritten, wird Knochengewebe resorbiert. Unter Zugwirkung (Dehnung) entsteht desmaler, durch die relative Zunahme des Druckes nach der Distraktion und bei Instabilität gemischt desmal-chondraler oder rein chondraler Knochen.

Der Anatom W. Roux befaßte sich schon 1882 mit der Anpassung von Organen an unterschiedliche Belastungen. Die Grenzen der Belastbarkeit sind dabei noch weitgehend ungeklärt. Ein wenig beanspruchter Knochen zeigt Inaktivitätsatrophie, langfristige Belastungssteigerung führt zur Knochenhypertrophie, während zu hohe Reize zum Ermüdungsbruch führen. Die Bestimmung allgemeingültiger Belastungsgrenzen am menschlichen Knochen ist dabei nicht möglich (Nigg 1980): Versuchsmöglichkeiten am Menschen sind beschränkt, die Streubreiten der Belastbarkeit sind groß und von vielen Einflüssen abhängig, zudem kann die Belastung auf vielfältige Art erfolgen. Die Krafteinwirkungen erfolgen zudem an einem biologischen System, das sich regenerieren und anpassen kann.

Über die Reaktion des Knochens auf Druck finden sich in der Literatur teilweise widersprüchliche Angaben. Unterschiedliche Versuchsanordnung und die unterschiedliche Überlagerung von Druckkräften mit Schub-, Scher- und Biegebeanspruchung mögen hier Mitursache sein. Eine Zusammenstellung der bisherigen Untersuchungsergebnisse findet sich in der Habilitationsschrift von Fries (1969).

Erste Versuche über die Knochenreaktion auf Druck wurden von Duhamel (1740) durchgeführt. Um den Röhrenknochen eines jugendlichen Tieres wurde ein Ring gelegt, der einen transversalen Druck in Größe des Dickenwachstums ausübte. In Höhe des Ringes fand sich eine Knochenneubildung im Markraum mit Einengung. Außen wurde, wie bereits erwähnt, der Ring knöchern überwachsen. Nach Roux führte die wachstumsbedingte Gewichtszunahme der Tiere zu einer stärkeren Knochenbelastung. Im Innern des Knochens treten stärkere Spannungen auf, die die Osteoblasten anregen und damit zu einer Knochenneubildung mit Markraumeinengung führen. Wolff (1892) deutet die Verengung der Markhöhle als Folge eines vom Ring durch den Knochen auf seine Innenfläche wirkenden direkten Reizes.

Rustizky (1874, zitiert nach Jores 1920) legte Gummischläuche für mehrere Monate um den Kalkaneus von Kaninchen. Die anschließenden Resorptionserscheinungen sah er als Folge von Gewebeveränderungen durch Gefäßkompression. Jores (1920) übte mit kleinen, wassergefüllten Gummibällchen, die an ein Manometer angeschlossen werden, auf die Dornfortsätze der Wirbelsäule von Meerschweinchen und Kaninchen Drücke zwischen 20 und 140 mmHg über 4 – 104 Tage aus. Bei konstanter Druckwirkung traten dabei Druckatrophien auf, nach Sistieren des Druckes setzte lebhafte Knochenneubildung ein. Bei intermittierendem Druck erfolgte Knochenschwund beim Überwiegen der Druckperioden, Neubildung dagegen beim Überwiegen der druckfreien Perioden (nach Fries 1969). Rabl sah 1927 an den mit Stahlfedern belasteten Kaninchenfemora in der Regel an den Stellen des stärksten Druckes eine Knochennekrose. Krompecher (1937) folgerte aus seinen Versuchen über die Druckeinwirkung auf die Kallusbildung (Radius- und Ulnaosteotomie beim Hund), daß Knorpelkallus die adäquate Antwort der Osteotomieflächen auf Druckreiz sei. Nach den histologischen Untersuchungen von Eggers et al. (1949) regt Druck die Osteogenese an und fördert die Frakturheilung. Exzessiver Druck führe dagegen zur Nekrose des Knochens. Maatz (1951) setzte das Femur von jugendlichen Hunden mit einer Markraumfeder unter Druck und fand innerhalb von 8 Wochen eine periostale Knochenneubildung im Diaphysenbereich. Hasche-Klünder u. Gelbke (1952) wiesen methodische Fehler im Versuchsaufbau von Krompecher (1937) nach, da mit dessen Versuchsanordnung keine reine Druckbela-

Friedenstein 1962, 1968; Ostrowski u. Wlodarski 1971). Selbst die alleinige Wirkung der leeren Kammer auf das Lager wird unterschiedlich beurteilt.

Bei den meisten tierexperimentellen Untersuchungen kommt erschwerend hinzu, daß die Ergebnisse von vielen Variablen beeinflußt werden, deren Wirkung teilweise unbekannt ist (pH-Wert, Umgebungsmilieu, Temperatur, O_2-Sättigung usw.). Seit 1911 (Correll u. Jackson-Burrows) werden zur Erforschung der Osteogenese unter kontrollierten und reproduzierbaren Bedingungen daher Gewebekulturen verwendet. So wies Fell (1932) die knochenbildende Wirkung von Osteoblasten im Nährgewebe nach, Glücksmann (1938) zeigte die Abhängigkeit der Orientierung der Knochentrabekel von äußerer Krafteinwirkung.

Zahlreiche chemische Agenzien können im Versuchstier eine Osteogenese induzieren, z. B. Alkohol (Levander 1938, sah bei Experimenten mit alkoholischen Gewebeextrakten Knochenbildung auch am Ort der alleinigen Alkoholinjektion). Da auch Silbernitrat, Kalziumchlorid und Kupfersulfat osteogenetisch wirken, scheint durch die Gewebenekrose eine gemeinsame Induktionssubstanz freigesetzt zu werden (Sevitt 1981).

Lacroix (1947) nannte osteogenetische Induktorsubstanzen Osteogenin. Obwohl in weiteren Arbeiten (Moss 1960) gezeigt wurde, daß Knochengewebe einen Faktor enthält, der Knochenbildung induziert, ist über Art und Wirkungsweise des Induktors wenig bekannt.

McLean u. Urist (1968) führten zahlreiche Untersuchungen zur Isolierung eines Induktors durch. Urist et al. (1973) zeigten, daß eine osteogenetisch wirksame Substanz in einer Gelatine aus Knochenmartrix enthalten ist. Sie soll ein unlösliches, nicht kollagenes Protein oder Polypeptid bzw. Teil eines Proteins sein, das an Knochenkollagen gebunden ist. Urist u. Mitarb. nannten diese Substanz „bone morphogenetic protein" (BMP). Bei Zilch (1980) sind einige der bisher bekannten Eigenschaften des BMP zusammengestellt. Die Wirkung des BMP könnte auf zweierlei Weise erfolgen: Zum einen könnte es Rezeptoren der Zelloberfläche besetzen und dort Bindungen eingehen, oder aber es könnte virusartig in die Zelle eindringen und dort die Proteinsynthese beeinflussen. Urist tendiert zur 2. Möglichkeit. Das BMP wird durch kollagenolytische Aktivität mehrkerniger Zellen und Makrophagen aus der Matrix gelöst. Diese Zellen gehen kurzzeitig eine Verbindung mit perivaskulären Mesenchymzellen ein, die sich gerade geteilt haben und in der die Enzymsynthese einsetzt. Das übergehende Morphogen wird über das Zytoplasma an die DNS der Gene weitergegeben, so daß eine Differenzierung in Osteoblasten mit einer Synthese von Matrixgewebe einsetzt (Zilch 1980). Die isolierte Darstellung des BMP ist jedoch bis heute nicht gelungen.

4.2 Einwirkung von Druck auf den Knochen

Der Knochen ist ein hochaktives Stoffwechselorgan mit ständigem Gewebeumbau, der sich einer unterschiedlichen funktionellen Beanspruchung anpaßt.

Die Knochenstruktur ist parallel zu physikalischen Kräften orientiert, die auf den Knochen wirken. Es resultiert eine große Steifigkeit des Knochens, eine große Stabilität gegenüber Kompression und Zug. Alle internen und externen Oberflächen eines Knochens „driften" zur Seite der Konkavität, die während einer Serie stereotyper dynamischer Biegebeanspruchungen entsteht (Frost 1973 c). Nach Krompecher (1937, 1958) bestimmen Zug- und Druckkräfte, nach Pauwels (1965) Dehnung und hydrostatischer Druck die Art der Ossifikation. Für Pauwels sind möglichst Bewegungsruhe bei gleichzeitiger mechanischer Beanspruchung Voraussetzung für die Osteogenese. Elastische Deformationen in mikroskopischer Größenordnung werden als spezifischer Stimulus angesehen, der – je nach Größe – die Aktivität der Osteoblasten oder der Osteoklasten fördert (Kummer 1980). In gewissen Grenzen ist die bedingt ist. Zwar wird der Ablauf der Knochenbruchheilung unter Druck gerne als Regelverhalten des Knochens auf diesen Druckreiz angesehen, wobei aber die spezifische Wirkungsweise des Druckes durchaus nicht geklärt ist (Fries 1969). So heilt der Knochen auch ohne jeglichen interfragmentären Druck, sogar unter Zug und trotz ungenügender Ruhigstellung. Der auslösende Reiz zur Knochenheilung bzw. -neubildung kann also nicht im Druck gesehen werden, er kann allenfalls – sofern man eine spezifische osteogenetische Wirkung unterstellen kann – als zusätzlicher Faktor wirken. Zusammenfassend läßt sich nach Fries (1969) folgende Aussage machen: Kleinste und geringe Drücke bewirken eine Knochenresorption, insbesondere dann, wenn der Druck nicht direkt auf den Knochen, sondern auf eine über dem komprimierten Knochen liegende Bindegewebemembran ausgeübt wird. Mit solchen kleinen Drücken wird in der Kieferorthopädie zur Korrektur von Gebißfehlstellungen gearbeitet (Fries 1969). Das klinische Bild der Knochenresorption unter Einwirkung kleiner Drücke findet sich ferner bei penetrierendem Wachstum von Tumoren und Aortenaneurysmen.

Mittlere Drücke können ebenfalls eine Knochenresorption bewirken, die teils so umfangreich ist, daß sie ein Einsinken der Druckkörper erlaubt (Rustizky, zitiert nach Jores 1920; Ackermann et al. 1966; Friedenberg u. French 1952; Hackenbroch 1955; Mittelmeier u. Singer 1956), teils aber auch das Ausmaß einer umschriebenen lakunären Resorption nicht überschreitet. Unterhalb der lakunären Resorption kann es v. a. in der Spongiosa zur Knochenneubildung kommen, wobei dieses Osteoid eine Umbautendenz im kompakten Knochen zeigt.

Auf große und exzessive Drücke wird übereinstimmend das Auftreten einer Knochennekrose im Bereich der Druckspitzen beschrieben (Rabl 1927; Friedenberg u. French 1952; Willenegger et al. 1962; Eggers et al. 1949; Matzen 1952, 1954). Fries (1969) kann diese Aussagen mit eigenen Untersuchungen am Hund im wesentlichen bestätigen (Druckversuche am Unterschenkel von Hunden mit 6,5 kp/cm², 13,0 und 40,0 kp/cm² für 1 bis 28 Tage). Die transversale Druckbelastung löste dabei typische gleichförmige Veränderungen aus, insbesondere wurden leichte bis mittlere Druckbelastungen von den kleinen Periostgefäßen des Knochens ohne Ischämie toleriert. Er fand ferner ausgeprägte periostale Knochenanbaureaktionen seitlich der Druckplatten sowie im Markraum, die eine Abhängigkeit von den jeweiligen Spannungslinien zu haben schienen.

Auf die speziellen Probleme und die Bedeutung der Kompressionsosteosynthese für die primäre Knochenheilung wird in Abschn. 5.2 eingegangen. Auf die Bedeutung funktioneller Beanspruchung für die Frakturheilung, insbesondere die biologische Reorganisation, weisen Conolly et al. (1978) sowie Sarmiento et al. (1980) hin. Nach Matthiass et al. (1982) führt die Entlastung der Epiphysenfuge beim Langschwein zu einer Verminderung der Osteoblastenaktivität; Drücke über 0,6 N/mm² auf die Epiphysenfuge führen zum Wachstumsstopp; Drücke von 0,3 – 0,4 N/mm² stimulieren das Wachstum. Panjabi et al. (1980) sahen unter zyklischer Kompression (Fraktur der Kaninchentibia) nach 6 Wochen eine höhere Torsionsfestigkeit, aber geringere Steifigkeit, als bei konstanter Druckeinwirkung.

4.3 Einwirkung von elektromagnetischen Feldern

Wieweit elektrische Potentiale die Knochenbildung bzw. den einzelnen Osteoblasten beeinflussen, ist bisher ebenfalls nicht geklärt. Bei vielen Experimenten könnte z. B. die Osteoblastentätigkeit direkt durch mechanische Faktoren, aber auch mittelbar über die damit verbundenen Potentialänderungen beeinflußt werden (piezoelektrischer Effekt; Yasuda 1954, 1977). Zusammenhänge zwischen elektromechanischer Koppelung und Wachstumsbeeinflussung werden von Wolter (1976) sowie Piekarski et al. (1978) gesehen. Nach Becker et al. (zitiert nach Werhahn 1964) könnten mechanische Drücke in ein elektrisches Signal umgewandelt (piezoelektrischer Effekt) werden, das die Osteogenese beeinflußt. Der unter Druck stehende Knochenanteil (konkave Seite) ist elektronegativ, hier überwiegt die Osteogenese (Becker 1960).

Nach Friedenberg u. Smith (1969) sowie Becker u. Spadaro (1972) zeigt das Frakturgebiet vermehrte Negativität. Schwachstrom (1 – 10 µA) stimuliert den Knochenanbau an der Kathode (Marino u. Becker 1970; Harris et al. 1977; Werhahn u. Weigert 1974).

Die osteogenetische Stimulation könnte über eine Elektrolyse der Gewebeflüssigkeit erfolgen (Brighton u. Friedenberg 1974; Lippert 1975), was jedoch von Lavine et al. (1972) verworfen wird.

Die Beeinflussung des Ionenmilieus durch Ionenwanderung führt zu pH-Veränderungen (Digby 1974), was eine Ausfällung von Ca^{2+} bewirkt, aber auch den Zellstoffwechsel beeinflußt. Nach Bassett (1968) richten sich langkettige Kollagenmoleküle unter Einwirkung eines elektrischen Feldes aus, Fibroblastenkulturen steigern ihre Kollagensynthese um rund 100%.

Während Lechner (1974) eine positive Wirkung des elektrischen Stromes auf die Knochenheilung sah, fanden Gerber et al. (1976) sowie Bauer et al. (1974, Knochenheilung unter Gleichstrombehandlung im Tierversuch) keine Wirkung. Wolf et al. (1982) weisen nach tierexperimentellen Untersuchungen anhand von theoretischen Überlegungen nach, daß am Osteon durch Elektrostimulation keine weitere Steigerung der normalen Osteoblastentätigkeit möglich sei. Wegen der vielen denkbaren experimentellen Ansätze (Gleichstrom, Wechselstrom, Variation von Stromstärke, Spannung, Frequenz, Spannungsform) resümiert Becker (1979): „Die Knochenbildung unter Einwirkung von Strom hat mehr Fragen aufgeworfen als beantwortet." Auch neuere Arbeiten bezüglich der elektromagnetischen Beeinflußbarkeit der Knochenheilung sowie des Knochenwachstums sind widersprüchlich. Hiss u. Hassenpflug (1982) weisen zunächst darauf hin, daß im Handel erhältliche Geräte zur Magnetfeldtherapie meist keine definierten Magnetfelder (Stärke, Frequenz, zeitlicher Verlauf) liefern, vergleichende Aussagen bei Therapieformen mit diesen Geräten allein deshalb schwierig sind.

Ascherl et al. (1982) sammelten nahezu 700 Einzelbeiträge zur Elektrostimulation. Sie beurteilen die Wirkung eher positiv, insbesondere verbessern niederfrequente elektrische Wechselpotentiale die Einheilung von Spongiosatransplantaten. Von positiver Wirkung berichteten bereits vorher Schmit-Neuerburg u. Wilde (1973) (Einheilen autologer Spongiosatransplantate bei atrophen Schaftpseudarthrosen).

Schnizer et al. (1982) fanden nach Magnetfeldbehandlung der osteotomierten Rattentibia keine Änderung der Zugfestigkeit des Knochens. Stuhler (1982) findet beim Hund einen beschleunigten Knochenumbau am gesunden Knochengewebe nach Elektrostimulation. Werhahn u. Weigert (1982) berichten über eine schnellere Durchbauung von Pseudarthrosen bei Kombination von stabiler Osteosynthese, Spongiosaplastik und Anlage von Gleichstrom an den Knochen. Nach Zichner (1982) wird die Kallusbildung durch pulsierenden Gleichstrom positiv beeinflußt. Kraus (1982) sieht ebenfalls eine positive Beeinflussung von Knochenwachstum und Frakturheilung durch niederfrequente elektromagnetische Felder. Es komme zu einer Polarisation der Zellmembran wie auch der anisotropen Strukturen des Kollagens, das mit einer elastischen Dehnung reagiere. Die zeitliche Änderung des Magnetfeldes müsse dabei so langsam erfolgen, daß eine Ausrichtung möglich sei. Blümlein et al. (1979) sahen keinerlei Effekt in der Magnetfeldtherapie nach der Methode Kraus-Lechner bei experimentellen reaktionsarmen Pseudarthrosen beim Beagle.

Die Stimulation des Knochenwachstums soll bei den genannten Experimenten durch eine Beeinflussung sekundärer Wachstumsparameter über magnetische Felder bzw. die Wirkung pyroelektrischer Effekte durch hochfrequente Strahlenfelder erfolgen. Ferner wird versucht, das primäre Knochenwachstum durch Gleich- bzw. Wechselstromapplikation zu beeinflussen. Prinzipiell bewirkt jedes sich ändernde magnetische Feld ein elektrisches und ein sich änderndes elektrisches Feld baut ein magnetisches auf (der Zusammenhang läßt sich durch die Maxwell-Gleichungen formulieren). Wieweit diese sekundär aufgebauten Felder ebenfalls biologisch wirksam bzw. zu vernachlässigen sind, ist ebenfalls nicht geklärt. Die Wirkung eines elektrischen Feldes in einem elektrolythaltigen biologischen Gewebe kann durch die beweglichen Ladungsträger weitgehend ausgeglichen werden (Werhahn u. Weigert 1982).

Enzler et al. (1980) sahen keine Beschleunigung der Heilung durch magnetische Stimulation (Überprüfung der Experimente von Bassett). Die Erklärung der magnetischen oder elektrischen Therapie auf der Grundlage der noch unbewiesenen Hypothese piezoelektrischer Information sei fragwürdig.

Ungethüm (1982) stellt zusammenfassend fest, daß bei Frakturen, die nach mehreren operativen Eingriffen nicht konsolidieren, die Elektroosteostimulation versucht werden sollte. Es gibt jedoch bis heute kein ausreichend objektives, zerstörungsfreies, nichtinvasives Verfahren, um die Wirksamkeit der Elektroosteostimulation zu überprüfen.

4.4 Einwirkung von Hormonen, Medikamenten, Umgebungsmilieu

Der Einfluß von Sauerstoff und CO_2-Partialdruck auf die Osteogenese wird unterschiedlich beurteilt (Brighton u. Friedenberg 1974; Brighton et al. 1975; Bassett 1972; Kase u. D'Amico 1976). Heppenstall et al. (1975) wiesen im Tierversuch nach, daß Knochenneubildung auch unter hypoxischen Bedingungen stattfindet (anaerober Metabolismus). Die vermehrte Knochenneubildung bei Schädel-Hirn-Verletzten wird auf eine Hypoxie mit erhöhtem CO_2-Partialdruck zurückgeführt (Heuwinkel 1979; Heuwinkel u. Schneider 1979; Heuwinkel et al. 1978).

Auch der Einfluß zahlreicher chemischer Verbindungen auf die Frakturheilung wurde untersucht:

Kalzitonin hemmt den Kalziumabbau im Knochen (Baylink et al. 1969) und soll die Knochenneubildung steigern (Schulz u. Delling 1976; Ziegler u. Delling 1972). Auch Baron u. Saffar (1977), Schatzker et al. (1979), Babayan et al. (1979 b) und Falter et al. (1982, Messung der Aktivität des Knochenumbaus an der Ratte) sahen eine positive Wirkung auf Knochenwachstum bzw. Frakturheilung.

Indometacin verlangsamt die Frakturheilung: Zugfestigkeit, Steifigkeit und maximales Biegemoment des Femurs der Ratte sind vermindert (Sudmann u. Marton 1976; Ro et al. 1976) ebenso die Osteoblastenaktivität (Sudmann u. Hagen 1976). Wie Indometacin wirkt auch Aspirin verzögernd (dosisabhängig) auf die Knochenheilung (Allen et al. 1981).

Zytostatika bewirken eine Hemmung der Knochenbruchheilung (Sauer et al. 1982, Behandlung von Ratten nach Oberschenkelosteotomie mit Cyclophosphamid = Endoxan). Young et al. (1975) führten Versuche mit Adriamycin am Kaninchen durch.

Zink hat nach Calhoun et al. (1974, 1975) und Belanger et al. (1977) eine positive Wirkung auf die Knochenneubildung.

Magnesium führt zu einer Hemmung der Kristallkeimbildung bei der Mineralisation (Münzenberg u. Teschner 1978; Belanger et al. 1975).

Zahlreiche endokrine Erkrankungen sind mit Störungen im Bereich des Knochenwachstums bzw. Stoffwechsels verbunden. Die Knochenbildung ist also durch Hormone sicherlich zu beeinflussen (s. z. B. Hoskins u. Asling 1977; Lindholm et al. 1979; Alzen et al. 1982). Dambacher (1982) weist darauf hin, daß bei der Applikation hormoneller Substanzen Tiermodelle nicht unbedingt auf den Menschen übertragbar sind. So fand Albright (zitiert nach Dambacher 1982), Östrogene würden den Knochenanbau stimulieren. Dies galt jedoch nur für sein Versuchstier, die Taube. Beim Menschen hemmen Östrogene den Knochenabbau.

Anabole Steroide sollen einen positiven Effekt auf die Knochenneubildung haben (Kowalewski u. Gort 1959; Aigner 1981).

Wachstumshormon beschleunigt nach Northmore-Ball et al. (1980) die Frakturheilung bei der Ratte nicht. Arbeiten über die Wirkung von Parathormon liegen von Geiger u. Krempien (1975) sowie Krempien et al. (1976) vor. Die Wirkung von Steroiden untersuchten Hellewell et al. (1975) sowie Langeland (1978). Hulth u. Olerud (1964) sahen nach Kortisonbehandlung (Tibiafraktur bei der Ratte) im wesentlichen eine verzögerte Resorption sowie verzögerte Rekonstruktionsvorgänge im Hämatombereich.

4.5 Induktion und Stimulation der Osteogenese

In vielen experimentellen Arbeiten wurde der Einfluß einzelner chemischer oder physikalischer Parameter auf die Knochenbildung untersucht. Wesentliche grundsätzliche Probleme der Frakturheilung sind jedoch weiterhin ungeklärt bzw. zumindest umstritten. Nach Ham (1930) sowie Ham u. Harris (1956, 1971) erfolgt die Osteogenese bzw. Chondrogenese durch die Aktivität von Zellen, deren osteogenetische bzw. chondrogenetische Potenz genetisch vorgegeben ist. Durch die Verletzung werden diese Zellen zur Aktivität stimuliert. Die Schule von Urist u. McLean (1952, bzw. McLean u. Urist 1968) vertritt dagegen die Ansicht, die knochenbildenden Zellen bei der Frakturheilung stammen zumindest teilweise von Bindegewebezellen ab, die normalerweise nicht die Fähigkeit haben, Knochen zu bilden, sondern erst durch Induktion in diese Lage versetzt werden. Weinmann u. Sicher (1955), Willis (1958) und Collins (1966) unterstützen diese Auffassung.

Die beiden prinzipiellen Ansichten zur Osteogenese schließen sich nicht aus. So besitzen nach heutigen Erkenntnissen Zellen der inneren Lage des Periosts sowie Zellen, die die innere Kortikalis des Knochens begrenzen oder an der Oberfläche von Knochentrabekeln in der Markhöhle sitzen, osteogenetische Potenz. Ihr jeweiliger Anteil zur periostalen und medullären Osteogenese wird von McLean u. Urist (1968) auch nicht bestritten. Die Geschwindigkeit, mit der diese Zellen nach einer Fraktur zu Osteoblasten differenzieren und proliferieren sowie das Erscheinen von neuen Knochentrabekeln bereits ein paar Tage nach der Verletzung in ihrer Nachbarschaft steht im Gegensatz zu dem längeren Zeitraum, der für eine induzierte Osteogenese auch unter optimalen Bedingungen erforderlich ist (Sevitt 1981). Andererseits befindet sich die überwiegende Mehrheit der osteogenetischen Zellen des Erwachsenen zum Zeitpunkt der Fraktur in einem Ruhestadium, und über die Faktoren, die sie zur Aktivität und Knochenbildung stimulieren, ist z. Z. wenig bekannt.

Die Kallusbildung kann von extraperiostal gelegenen Zellen, fibroblastischen Zellen in der fibrösen Periostschicht, fibroblastischen Zellen im Knochen sowie durch andere Zellen des Markraums erfolgen.

Da nach Frakturen mit intakt gebliebenem Periost der externe Kallus immer vom sich ausdehenenden fibrösen Periostmantel umhüllt ist, dürften extraperiostale Zellen für die Kallusbildung keine wesentliche Bedeutung haben. Extraperiostale Knochenbildungen sind selbst nach Frakturen mit erheblicher Dislokation und Ruptur der Periostmanschette eher ungewöhnlich. Sie ließen sich dann durch die Versprengung osteogenetischer Fragmente erklären.

Der Knochenbildung durch periostalen Kallus geht eine proliferierende vielschichtige Anzahl von Zellen voraus, die morphologisch jungen Fibroblasten ähneln. Zumindest die meisten stammen aus der inneren osteogenetischen Schicht des Periosts. Die Zellen werden zur Teilung und Osteogenese stimuliert. Wieweit Fibroblasten aus dem Periost über einen induktiven Prozeß zur Osteogenese beitragen, ist z. Z. nicht zu beantworten (Sevitt 1981).

Es bleibt die Frage, wieweit zur Knochenbildung fähige Markzellen genetisch determinierte Stammzellen sind oder Zellen mit normalerweise anderen Aktivitäten, die erst zur Osteogenese induziert werden. Friedenstein (1973) sowie Friedenstein et al. (1966, 1968) isolierten 2 unterschiedliche Typen osteogenetischer Zellen aus dem Mark. Die Zellen der sich selbst reproduzierenden Zellpopulation wurden determinierte osteogenetische Präkursorzellen (DOPC) genannt. Sie entsprechen wahrscheinlich den osteogenetischen Zellen, die Knochentrabekel, das Endost sowie das Periost begrenzen. Die 2. Zellart sind sog. induzierbare osteogenetische Präkursorzellen (IOPC). Sie erfordern einen induktiven Stimulus für die Osteogenese, wie z. B. Blasenmukosa.

Die induzierbar osteogenetischen Präkursorzellen können wahrscheinlich zirkulieren und damit Orte erreichen, wo die umgebenden Faktoren die Knocheninduktion begünstigen. Ham u. Harris (1971) glauben, es seien die einzigen Körperzellen, die zur Knochenbildung induziert werden können.

Das Knochenmark enthält Zellen mit angeborener osteogenetischer Potenz. Nach einer Fraktur werden sie wahrscheinlich zur Aktivität stimuliert. Die Möglichkeit einer Induktion anderer Markzellpopulationen, die nicht von Natur aus osteogenetisch sind, ist jedoch nicht auszuschließen (Sevitt 1981).

5 Formen der Frakturheilung

5.1 Sekundäre Frakturheilung

Gute Kurzbeschreibungen zur sekundären Knochenheilung finden sich bei Pritchard (1964), Schweiberer u. Schenk (1977), McLean u. Urist (1968), Hancox (1972), Schweiberer u. Eitel (1976) sowie Eitel (1981).

Kennzeichen der sekundären Frakturheilung ist die Kallusbildung. Es handelt sich um ein 2phasiges Geschehen: die 1. Phase ist durch die Bildung von Fixationskallus charakterisiert, in der 2. Phase folgt der knöcherne Umbau. Die einzelnen Phasen der Apatitablagerung lassen sich dabei durch polychrome Sequenzmarkierung erfassen. Jede Fraktur ist mit einer Störung der Blutversorgung in den beteiligten Knochenabschnitten und der Ausbildung eines Hämatoms verbunden. Die folgenden Veränderungen entsprechen einer akuten (aseptischen) Entzündung. Die Schwellung durch das Hämatom wird noch vergrößert durch ein eiweißreiches, fibrinöses Exsudat.

Zu Beginn der Heilung werden Koagulum und andere Zelltrümmer durch mobile Phagozyten entfernt. Es bildet sich ein zellreiches, stark vaskularisiertes Bindegewebe (Granulationsgewebe). Am Frakturrand und ein Stück in den Knochen hinein sind Osteozyten geschädigt und gehen zugrunde. Dieser tote Knochen wird zumindest teilweise von Osteoklasten entfernt.

Die eigentliche Knochenbildung ist abhängig von der Bildung eines vaskularisierten und zellreichen Bindegewebes, das Knochen und Knorpel bilden kann. Es stammt vom nicht geschädigten Knochenmark und dem Periost in der Umgebung der Frakturzone und proliferiert in die Fraktur. Die neuen Blutgefäße, die das Proliferationsgewebe versorgen, stammen hauptsächlich von extraperiostalen Geweben, insbesondere von der umgebenden Muskulatur (Sevitt 1981), aber auch aus der Markhöhle.

Das eingewanderte Proliferationsgewebe enthält also osteogenetische Zellen, von denen einige zu Osteoblasten und Chondrozyten differenzieren, andere Bindegewebezellen (Fibroblasten) und Gefäße.

Das Granulationsgewebe differenziert sich zu faserigem Bindegewebe und zu Faserknorpel; es überbrückt den Spalt zwischen den Fragmenten und hilft, sie zu immobilisieren. Dieser jetzt entstandene wolkenförmige Kallus ist nur temporär. Die Osteoblasten produzieren Trabekel und bilden schließlich einen Geflechtknochen. Die Trabekel nehmen ihren Ursprung etwas von den Fragmentenden entfernt. Sie wachsen über den Spalt, um schließlich die Frakturenden zu vereinigen. Intensives Remodeling sowohl des neugebildeten wie des Originalknochens neben den Frakturenden setzt jetzt ein, die ursprüngliche Knochenstruktur wird langsam wiederhergestellt.

Der Knorpel in frischem Kallusgewebe entspricht hyalinem Knorpel. Eine Verknöcherung hat bereits begonnen – bzw. sie beginnt gerade – , wenn der Knorpel sichtbar wird. Knorpel muß also nicht unbedingt der Bildung eines knöchernen Kallusgewebes vorausgehen (Sevitt 1981). Der Knorpel liegt dabei nicht im Bereich der direkten Kortikalisüberbrükkung, sondern zentral im Markbereich und manschettenförmig um die Fraktur. Die Quantität der Kallusbildung hängt wesentlich von der Stabilität im Frakturbereich ab (Yamagishi u. Yoshimura 1955).

Die Knochenbildung ist an die Gegenwart von Blutkapillaren gebunden. Die Kortikalisenden im Bereich der relativ instabilen Berührungszonen sind Resorptionen unterworfen (Perren et al. 1975).

Im Tierexperiment hängt die Knorpelbildung dabei von der untersuchten Spezies ab (Pritchard u. Ruzicka 1950). Die Knorpelbildung im Kallus kann evtl. einen Reiz zur Verknöcherung darstellen; (Urist et al. (1965): Wird Knorpel von Frakturkallus extraskelettal transplantiert, wird das umgebende Bindegewebe vaskularisiert und die enchondrale Verknöcherung stimuliert.

Die Verknöcherung bei der sekundären Frakturheilung ähnelt der chondralen Ossifikation. Kapillaren dringen vom umgebenden gefäßreichen Gewebe ein, es folgt eine Degeneration oder Nekrose der peripheren Knorpelzellen. Osteoblasten begleiten die Gefäße und bilden neuen Knochen. Der Abbau des Knorpels ist dabei noch nicht vollständig geklärt. Chondroklasten mögen dabei eine entscheidende Rolle spielen. Der Knorpel wird schließlich durch Geflechtknochen ersetzt und in der 2. Phase umgebaut.

Schweiberer et al. (1974) weisen auf die entscheidende Bedeutung des medullären Gefäßsystems für die Versorgung des Röhrenknochens auch bei der Frakturheilung hin. Wichtig für die ungestörte Gefäßneubildung ist dabei die Stabilität im Frakturbereich. Instabilität führt zur Obliteration der medullären Gefäße im Bereich der Fraktur, trotz massiver periostaler Gefäßsprossung bleibt die darunterliegende Kortikalis avital.

Die periossäre Reaktion im Frakturbereich bildet lediglich eine stabilisierende Manschette, sie versorgt *nicht* die darunterliegende Kortikalis mit Blut (Schweiberer u. Schenk 1977).

5.2 Primäre Frakturheilung

Nach Willenegger et al. (1971) geht die Bezeichnung wahrscheinlich auf Lane (1914) zurück, der vorgeschlagen hat, in Ermangelung eines röntgenologisch sichtbaren Kallus von einer Knochenheilung per primam intentionem zu sprechen. Danis (1949) verglich diese Heilung mit einer Verschweißung (soudure autogène).

Friedenberg u. French (1952) sowie Bagby u. Janes (1958) fanden bei ihren experimentellen Arbeiten (Markraumschienung bzw. Plattenosteosynthese), daß die Kallusbildung von der Stabilität der Osteosynthese abhängt (verminderte Kallusbildung bei zunehmender Stabilität, Auftreten von Lamellenknochen). Bereits im Abschn. 4.2 wurde auf den gewebedeterminierenden Einfluß mechanischer Faktoren hingewiesen. Das Überwiegen von Zugkräften führt zu einem bindegewebigen, ein Vorherrschen von Druck zu einem knorpeligen Kallus (Altmann 1950; Krompecher 1937; Matzen 1952, 1954; Oberdahlhoff 1946, 1948; Pauwels 1960).

Anderson (1965) sowie Olerud u. Danckwardt-Lillieström (1968) beschrieben ebenfalls Formen der Primärheilung. Nach grundlegenden Arbeiten von Schenk u. Willenegger (1963) – sie zeigten primäre Heilung nach Osteotomie und anschließender Kompressionsosteosynthese am Hunderadius – wurde dieser Heilungsmodus bei zahlreichen Tierarten (Schaf: Perren et al. 1969; Kaninchen: Rahn et al. 1971; Hund: Rhinelander 1965) sowie beim Menschen (Schenk u. Willenegger 1967) nachgewiesen.

Der Begriff primäre Frakturheilung ist pathologisch-histologisch definiert durch eine Knochenheilung ohne bindegewebige und knorpelige Zwischenstufe. Dabei lassen sich *Kontaktheilung* und *Spaltheilung* unterscheiden:

Bei der Kontaktheilung erfolgt über einen erheblich gesteigerten Havers-Umbau (Neubildung von Osteonen) die Verzapfung der in unmittelbarem Kontakt stehenden Fragmente.

Die (2phasige) Spaltheilung ist durch eine primär angiogene Ossifikation mit Bildung von Lamellenknochen und erst anschließendem Havers-Umbau gekennzeichnet.

5.2.1 Kontaktheilung

Der direkte Flächenkontakt der Kortikalis verhindert ein Eindringen von Blutgefäßen und Gewebeelementen in den Frakturspalt. An den partiell devitalisierten Fragmentenden kommt es nicht zu formverändernden Resorptionserscheinungen. Unter gleichzeitigem Ab- und Aufbau erfolgt die Knochenregeneration über longitudinal gerichtete neue Osteone (Willenegger et al. 1971). Die Neubildung eines Osteons beginnt mit der Resorption eines Kanals, der parallel zur Längsachse der Diaphyse in der Kortikalis vorwächst. Ein „Bohrkopf" von meist kegelförmig angeordneten Osteoklasten verursacht diese Resorption. Ihm folgen eine zentrale Gefäßschlinge und Begleitzellen, aus denen sich Präosteoblasten und Osteoblasten differenzieren. Die Osteoblasten reihen sich entlang der Wandung der Resorptionskanäle (Zellverband) und füllen den Kanal mit Knochenlamellen auf. Die Osteoklastenbohrköpfe können die Kontaktzone überqueren und so die Fragmente durch die neugebildeten Osteone miteinander verbolzen (Schenk u. Perren 1977). Nach Schenk u. Willenegger (1964 b) treiben die Osteoklasten den Bohrkanal pro Tag um 70 – 100 µm (= 0,1 mm) voran. Das Auffüllen des Kanals mit neuen Knochenlamellen beansprucht dagegen mehrere Wochen.

5.2.2 Spaltheilung

Bei stabiler Fixation der Knochenfragmente werden verbliebene Spalte primär durch Knochengewebe ausgefüllt (keine Ausdifferenzierung über intermediäres Stützgewebe, was Zeichen einer Instabilität wäre). In Anlehnung an Krompecher (1937) kann hier von einer primär angiogenen Knochenbildung gesprochen werden (eine embryonale Form der Knochenbildung tritt hier als Regenerationsvorgang in Erscheinung).

Je nach Verbindung des Trennungsspalts mit der Umgebung und je nach Zeitpunkt wachsen die für die Knochenbildung verantwortlichen Kapillaren – begleitet von zellreichem Bindegewebe aus dem Periost, dem Endost oder sogar aus den Kanälen der Kompakta – in die Spalten ein (Willenegger et al. 1971). Osteoblasten, die zu einem epithelialen Verband zusammengeschlossen sind, belegen die Oberfläche der Fragmentenden, lagern lamellär geschichtetes Osteoid (unverkalkte Matrix) ab und produzieren damit einen Knochensaum. Durch schichtweise Ablagerung neuer Lamellen wird der Spalt gefüllt, es erfolgt appositionelles Wachstum in reinster Form (Schenk u. Willenegger 1977).

Kollagen und Proteoglykane als Matrixbausteine werden von den Zellen ausschließlich entlang der dem Knochen zugewandten Zelloberfläche ausgeschleust. Die Matrixproduktion beträgt ca. 1 µm pro Tag (sog. Appositionsrate nach Frost 1963).

Die Mineralisierungsvorgänge beim Lamellenknochen setzen erst nach einer „Reifungsperiode" von 8 – 10 Tagen ein (Schenk u. Willenegger 1977). Die Osteoblasten bleiben daher von der Mineralisationsfront durch einen 8 – 10 μm breiten Osteoidsaum getrennt. Die Bildung von Lamellenknochen setzt eine plane Unterlage voraus, d. h. eine unregelmäßige Knochenoberfläche wird zunächst durch eine Schicht aus Faserknochen „planiert".

Die Osteone bzw. Lamellen verlaufen senkrecht zur ursprünglichen Kortikalisstruktur. Formverändernde Resorptionsvorgänge finden nicht statt. Nach dieser *1. Phase* (Ausfüllen des Trennungsspalts mit primär entstandenem Knochen) erfolgt als *2. Phase* die nachfolgende osteogene Verzapfung (Durchwachsung mit Osteonen, die aus der Kortikalis, andererseits aus dem Knochengewebe der Spalte stammen).

Nach Plattenosteosynthese am Hunderadius wurden Spalten von 0,2 – 0,5 mm Breite durch fortschreitende Bildung neuer Knochenlamellen innerhalb von 3 – 4 Wochen knöchern überbrückt. Lockeres mesenchymales Gewebe ist bereits nach 1 Woche nachweisbar. Bis zu 200 μm Spaltbreite erfolgt primäres Ausfüllen mit Lamellenknochen, bei großen Defekten bildet sich zunächst (in 1 – 2 Wochen) ein aus Faserknochen bestehendes Trabekelgerüst, dessen Maschen dann durch Lamellenknochen ausgefüllt werden (bei großen Defekten kann intermediär Knorpel oder differenziertes Bindegewebe auftreten) (Geiser 1963; Schweiberer 1970).

Die in der 1. Phase der Spaltheilung erreichte knöcherne Vereinigung der Fragmentenden stellt noch keine eigentliche Heilung dar und weist nur relativ geringe Festigkeit auf (Kinzl zitiert aus Schenk u. Willenegger 1977). Erst in der 2. Phase wird die ursprüngliche Kortikalistextur wieder hergestellt, nekrotische Bezirke werden revitalisiert.

Der Havers-Umbau beginnt frühestens in der 2. Woche (Johner 1972). Durch resorptive Vorgänge werden frisch gebildeter randständiger Faser- und Lamellenknochen sowie nekrotische Randbezirke entfernt. Die letzte Phase der Frakturheilung (Regeneration der Havers-Systeme) kann sich insgesamt über Monate bis Jahre hinziehen (Schenk u. Willenegger, 1964 b; Segmüller 1974; Kempfle 1975).

Eine Knochenresorption, die jeder Knochenbildung vorausgehen soll (Frost 1966; Rasmussen u. Bordier 1974), findet sich bei den ersten reparativen Vorgängen der primären Knochenheilung nicht.

5.2.3 Dynamik der primären Knochenheilung

Voraussetzung primärer Knochenheilung sind exakte Reposition und stabile Fixation der Fragmente. Letzteres ist ohne direkten interfragmentären Kontakt nicht möglich.

Ein absolut kongruenter Flächenkontakt läßt sich auch durch makroskopisch exakte Reposition nicht erreichen. Im mikroskopischen Bereich bleiben neben umschriebenen Kontaktzonen also immer mehr oder weniger breite Spalten übrig, die etwa 60 – 80% der Oberfläche der Fragmentenden ausmachen (Schenk u. Willenegger 1977). Spalte unter 0,5 mm Breite werden dabei in der Regel primär knöchern überbrückt. In größeren Defekten kann Bindegewebe auftreten, weil hier entweder die Toleranzgrenze für ein knöchernes Auffüllen überschritten ist oder eine durch Instabilität bedingte sekundäre Frakturheilung vorliegt.

Neben den biomechanischen Voraussetzungen und dem histologischen Ablauf von Spalt- und Kontaktheilung ist v. a. die zeitliche Dynamik der Vorgänge von Interesse. Durch Markierung des mineralisierenden Knochens mit Hilfe von Tetrazyklinen (vgl. hierzu Milch et al. 1958) fanden Schenk u. Willenegger (1964 b) nach Druckplattenosteosynthese am Hunderadius folgendes: Während sich auf einem der Frakturstelle entsprechenden Querschnitt des nicht operierten Radius innerhalb von 6 Wochen 2,5% sämtlicher Osteone im Umbau befanden, stieg dieser Anteil auf der operierten Seite auf über 60% an. Die Mineralisation der regenerierenden Osteone setzt in der 3. Woche nach der Osteotomie ein, erfaßt am Ende der 4. Woche 24%, nach 6 Wochen 54% und nach 8 Wochen 63% sämtlicher Havers-Systeme.

Wolf et al. (1982) versuchten, die Reifungsgeschwindigkeit von Osteonen mathematisch über eine Wachstum-Zeit-Funktion (Exponentialfunktion) zu erfassen, wie auch Manson u. Waters bereits 1963. Wolf et al. (1982) (Tibiaosteotomie beim Schaf und Kaninchen, polychrome Sequenzmarkierung) fanden heraus, daß sich mit zunehmender Rekonstruktion bzw. Ausbildung das Wachstum der Osteone verlangsamt. Limitierender Faktor der Appositionsrate, d. h. der von den Osteoblasten pro Zeiteinheit deponierten Knochenlamellen, war die definitive Herausbildung des Havers-Kanals. Wird die nachgewiesene programmierte Reifungsgeschwindigkeit innerhalb einer Tierspezies berücksichtigt, ergibt sich, daß die volumenintegrierten Bildungsraten der Osteone vom Ausmaß der möglichen Differenzierung von Mesenchymzellen in Osteoblasten determiniert werden, die bei intaktem Stoffwechsel vollständig ausgeschöpft werden (insbesondere ist am Osteon daher durch Elektrostimulation keine weitere Steigerung des normalen Wachstums möglich).

Nach eingehenden quantitativen histomorphologischen Untersuchungen des physiologischen und pathologischen Knochenumbaus (Untersuchungen von Rippenbiopsien nach vorheriger Farbstoffmarkierung) erkannte Frost (1966), daß die Osteonenregeneration in der Kompakta als ein zyklisch aufeinander abgestimmtes Zusammenwirken von Mesenchymzellen, Osteoklasten und Osteoblasten anzusehen ist (Wolf et al. 1982). Frost nannte die Osteone, die sich im Umbau befinden, zunächst „basic multicellular units" später „bone metabolising unit". Rasmussen u. Bordier (1974) sprachen von der „bone remodeling unit".

Der Osteonenumbau erfolgt in Stufen: Der Aktivierung der Osteone folgt eine Latenzperiode, bis mit der Ausbildung von Resorptionskanälen durch Osteoklasten die Voraussetzungen für die Formation der um die zentralen Gefäßkanäle geschichteten Knochenlamellen gegeben sind (ARF-Regel: Aktivierung $\rightarrow$ Resorption $\rightarrow$ Formation). Bei der Frakturheilung – gemeint sind hier sekundäre Frakturheilung und Spaltheilung – kommt es im Gegensatz zum alleinigen Umbau zu einer echten Knochenneubildung.

Nach Schenk (1978) trifft die ARF-Regel auch auf den Ablauf der Osteonenerneuerung bei der Kontaktheilung und in der 2. Phase der Spaltheilung zu, insbesondere besteht eine mehrwöchige Latenzphase zwischen Aktivierung und Beginn der Umbautätigkeit. Ferner besteht eine räumliche und zeitliche Koppelung zwischen Resorptions- und Anbauvorgängen. Bei der 1. Phase der Spaltheilung handelt es sich dagegen um direkte Knochenbildung, die histophysiologisch der embryonalen Knochenbildung vergleichbar ist und keine vorherige Resorption erfordert.

Die von Frost (1966, 1972, 1973 a, b) formulierte Umbaueinheit (Basic Multicellular Unit) besteht aus dem Osteoklastenbohrkopf, axialem Blutgefäß und einer Osteoblastenschicht, die den Resorptionskanal auskleidet und für die zentripetale Apposition von neuen Knochenlamellen sorgt. Die Appositionsrate beträgt 1 µm/Tag (Frost 1963, Berechnung nach Tetrazyklinmarkierung), der Osteoklastenvorschub 30 – 100 µm (Jaworski u. Lok 1972; Schenk u. Willenegger 1967). Bei einer Wandstärke des Osteons von ca. 100 µm beim Menschen dauert sein Aufbau also etwa 3 – 4 Monate (Schenk 1978).

Frost (1966, 1972, 1973 a, b) fordert, daß auf die Aktivierung eines Osteons vor der Knochenneubildung zunächst eine Resorption erfolgt und die einzelnen Phasen Aktivierung – Resorption – Formierung zeitlich durch Latenzperioden, die von Schenk (1978) auch bestätigt werden, voneinander abgesetzt sind.

Nach der Aktivierung der Reparationsvorgänge durch eine Fraktur bzw. Osteotomie tritt eine Latenzphase ein, in der die für den Umbau erforderlichen Stammzellen mobilisiert werden (Zeitdauer: einige Tage an periostaler und endostaler Kortikalisoberfläche bei zunächst stumm bleibender Kortikalis). Am Hunderadius erscheinen nach 2 – 3 Wochen Resorptionskanäle (Schenk 1978). Auch im Anschluß an die Resorption erfolgt eine Pause, die nicht länger als 1 – 3 Tage dauert (Zeitraum zwischen Entstehung des Resorptionskanals und seiner Auskleidung mit Osteoblasten).

Da Osteoklasten etwa das 1000fache der Produktion eines Osteoblasten resorbieren, kommt es während der primären Knochenheilung zwangsläufig zu einer Abnahme der Strukturdichte, die erst nach Monaten ausgeglichen ist.

Bei der Spaltheilung muß der Raum für die Knochenbildung nicht erst durch Resorption geschaffen werden, es fehlt also der formal einleuchtende Grund für die ARF-Regel (Schenk 1978). Die Latenzzeit nach der Fraktur ist kurz, innerhalb von Stunden sprossen Blutgefäße und Zellen in die Defekte ein. Ohne Resorptionsphase setzt bereits nach 1 – 2 Tagen mit dem Erscheinen der Osteoblasten die Knochenneubildung ein. Meist entsteht zunächst Faserknochen, wodurch offenbar v. a. Unebenheiten der Oberfläche ausgeglichen werden. Da hier zunächst nicht Umbau, sondern echte Knochenneubildung erfolgt, ist die ARF-Regel in diesem Falle prinzipiell nicht anwendbar.

5.2.4 Biomechanische Überlegungen zur Frakturheilung

Eingehende tierexperimentelle Versuche haben gezeigt, daß bei stabiler Fixation durch Druckplattenosteosynthese Knochenresorptionen weder im Bereich der komprimierten Kontaktzonen noch zwischen Implantat und Knochen stattfinden (d. h. keine Drucknekrosen). Über Dehnungsmeßstreifen, die auf modifizierten AO-Platten befestigt waren, konnte gezeigt werden, daß die interfragmentäre Kompression über Monate hinaus wirksam bleibt (Perren et al. 1969; Blümlein et al. 1975). Die viskoelastischen Eigenschaften des Knochens bedingen in der 1. Woche einen Druckabfall von etwa 10%, die weitere langsame Druckabnahme beruht auf dem Umbau der Osteonstruktur.

Zu anderen Ergebnissen kamen Mittelmeier u. Harms (1980). Fries zeigte bereits 1969, daß sich bei Transversaldruck auf die Kortikalis eine osteoklastische Knochenresorption in Abhängigkeit vom Auflagedruck ergab. Bei Erhaltung des Periosts entwickelte sich die oberflächliche Knochenresorption rasch, bei Deperiostierung verzögert. Nach Mittelmeier u. Harms (1980) führt die unter der Platte erfolgende Knochenresorption zum Einsinken und folglich zum Absinken der von den Schrauben in den Spannlöchern bewirkten axialen Kompressionskraft.

Nach Matter et al. (1975) wird die Geschwindigkeit des Knochenumbaus unter Kompressionsplatten (Versuche mit polychromer Sequenzmarkierung) nicht beeinflußt (statische Kompression sowie Distraktion haben keinen Effekt auf das Remodeling von Primärstrukturen).

Wird die funktionelle Belastung des Knochens durch Implantate vermindert, verliert er röntgenologisch an Dichte und mechanisch an Festigkeit (Spongiosierungseffekt; Willenegger et al. 1971). Ein erhöhter Knochenumbau unterhalb einer Platte ist durch die asymmetrische Versteifung, nicht durch die Kompression bedingt.

Bei den Umbauvorgängen im Knochen sind die gestörten und veränderten Durchblutungsverhältnisse als Folge des operativen Eingriffs zu berücksichtigen (Schweiberer u. Eitel 1976; Schweiberer u. Schenk 1977; Schweiberer et al. 1970, 1974).

Nach Diehl u. Mittelmeier (1974) ist wesentliche Ursache der Spongiosierung ferner, daß der mit der festgeschraubten Platte verhaftete Knochen nicht mehr seine natürlichen elastischen Bewegungen durchführen kann und somit nicht mehr die Spannungsreize erhält, die physiologische Reize zur Aufrechterhaltung der Knochenstruktur sind. Die hohe Reibungsverhaftung der Platte mit dem unterliegenden Knochen aufgrund des Schraubenpreßdruckes führt dort zur bevorzugten Spongiosierung.

Eine Silikonscheibe zwischen Platte und Kortikalis verhindert die Spongiosierung (Diehl u. Harms 1975).

Durch Verwendung anderer Materialien mit größerer Deformierbarkeit, aber ausreichender Stabilität bzw. sog. (iso)elastischer Platten soll der Knochen trotz Osteosynthese weiterhin physiologisch belastet werden (Perren et al. 1969; Rahn et al. 1969; Ganz et al. 1970; Hutzschenreuter et al. 1969; Gallinaro et al. 1969; Zenker et al. 1975). Eine abschließende Wertung hierzu ist jedoch noch nicht möglich.

Die biologische Stabilisierung bei der Spontanheilung erfolgt zunächst durch Kallusgewebe. Durch leicht überschießende Reaktion führt der Kallus auf Höhe der Frakturzone zu einer Vergrößerung der Querschnittsfläche, dadurch verlängert sich der Hebelarm des stabilisierenden Gewebes (d. h. das Flächenträgheitsmoment vergrößert sich): Die Bewegungsausschläge nehmen bei gleichbleibendem Biegemoment ab. Die zunehmende Verdichtung und Umformung des interfragmentären Gewebes zu Knochen führt mechanisch zu einer zunehmenden Versteifung und damit unter gleichbleibender funktioneller Last zur Abnahme der interfragmentären Bewegung (Schenk u. Perren 1977).

Aus biomechanischer Sicht besteht die Frakturheilung in der Wiederherstellung kraftschlüssiger Formsteifigkeit (Perren u. Cordey 1977). Voraussetzung für die Knochenbildung ist, daß im Frakturgebiet die dynamische Bewegung bestimmte Grenzwerte nicht überschreitet. Damit käme der Resorption im Bereich der Fragmentenden eine erhebliche Bedeutung zu. Durch Abstandsvergrößerung wird bei gleichbleibender Gesamtbewegung eine Abnahme der dynamischen Beweglichkeit (im Frakturgebiet) erreicht.

Wie schon erwähnt, führt die Kallusmanschette im Frakturbereich zu einer Querschnittsvergrößerung mit verlängertem Hebelarm. Der Knochen setzt einer Beanspruchung jetzt ein erhöhtes Widerstands- und Trägheitsmoment entgegen (Perren 1977). Die zunehmende Gewebeversteifung verringert die Frakturbeweglichkeit.

Ist, wie oben angegeben, die Gewebedifferenzierung Folge der Gewebedehnung, läßt letztere sich bei der Osteosynthese durch 2 Ansätze klein halten, was ja für die Knochenbildung erforderlich wäre: relative Stabilisierung der Fraktur bei relativ großem Fragmentabstand durch eine Schienung (Osteosyntheseplatte) oder aber absolute Stabilität durch Kompression.

Wird die Gewebedehnung zu klein (z. B. bei zu großem Fragmentabstand), kann ein wesentlicher Reiz für die Gewebedifferenzierung fehlen, ferner erfolgt eine erhöhte Beanspruchung des Implantats mit Gefahr des Ermüdungsbruchs.

Wird durch entsprechende Kompression der Fragmente ihre Relativbeweglichkeit aufgehoben, kann primär, d. h. ohne knorpeliges oder bindegewebiges Vorstadium, der lamelläre Knochen in ursprünglicher Ausrichtung den Frakturspalt kreuzen. Die *primäre* Knochenheilung wäre damit nicht eigentliches Ziel der Behandlungsart, sondern eine erwünschte Begleiterscheinung (Perren u. Cordey 1977).

6 Experimenteller Teil

Bei ausgewachsenen Kaninchen wurde beidseits die Tibia osteotomiert. Rechts erfolgte jeweils eine Kompressionsosteosynthese mit DC-Platte[1] (Ziel: Kontaktheilung), links eine Plattenosteosynthese ohne Kompression (Ziel: Spaltheilung). Nach 4, 8 und 12 Wochen wurden die Tiere getötet, die Platten entfernt und Stabilitätsuntersuchungen (Biege- und Torsionsbeanspruchung) des Knochens vorgenommen. Die Anzahl der (auswertbaren) Versuchstiere für jede Versuchsreihe wurde mit n = 10 festgesetzt (s. Ergebnisse).

Durch Mikroradiographien wurde bei obigen Versuchstieren und weiteren Kontrolltieren die tatsächliche Art der Knochenheilung überprüft. Zusätzlich erfolgten fluoreszenzchromatographische Untersuchungen zur Knochenheilung.

Der Anfangsdruck der Kompressionsosteosynthese sowie Normalwerte von Biege- und Rotationsstabilität unbehandelter Knochen wurden zusätzlich ermittelt[2].

6.1 Versuchstiere und Tierhaltung

Weibliche Kaninchen[3] im Alter von 6 – 8 Monaten (in diesem Alter sind die Epiphysenfugen geschlossen, das Wachstum ist beendet) mit einem Gewicht von 3,5 – 4,0 kg hatten bis unmittelbar vor Versuchsbeginn freien Zugang zu einem Standardtrockenfutter sowie Wasser. Präoperativ wurden die Tiere zumindest 4 Tage in Einzelkäfigen gehalten, die auch zur postoperativen Aufbewahrung dienten.

Die geplante Überlebenszeit der Versuchstiere (n = 10 Tiere pro Gruppe) wurde alternierend nach der Folge eines lateinischen Quadrates festgelegt. Dadurch sollte u. a. die Beeinflussung der Ergebnisse durch zunehmende Übung des Operateurs vermieden werden. Für die Ergänzung der Gruppen (vorzeitig gestorbene Tiere, Tiere ohne nachweisbare Kontaktheilung – s. Ergebnisse und Diskussion) wurde ebenfalls obiges Schema verwendet. Die Tiere wurden fortlaufend nach Kaufdatum numeriert (K1, K2 etc.). Auf eine möglichst große Homogenität bezüglich Alter, Gewicht und Geschlecht wurde geachtet, einige Tiere wurden daher erst bis zu 4 Wochen nach Kauf operiert. Für eine formal bessere Übersicht wurden die *auswertbaren* Tiere nach Gruppenzugehörigkeit und Überlebensdauer sowie Versuchsart erneut durchnummeriert (s. S. 43).

---

[1] DC-Platte: dynamische Kompressionsplatte (s. Allgöwer et al. 1973).

[2] Die Tiere für diese Kontrollserie wurden dankenswerterweise vom Max-von-Pettenkofer-Institut, Berlin, zur Verfügung gestellt. Sie wurden für institutseigene Versuche getötet. Alter und Gewicht sowie Geschlecht der Tiere entsprachen denen der folgenden Versuchsgruppen. Die Knocheneigenschaften wurden durch die dortigen Versuche nicht beeinflußt.

[3] Bei den Tieren handelte es sich um eine Eigenzüchtung des Bundesgesundheitsamtes Berlin (Max-von-Pettenkofer-Institut, Unter den Eichen 82 – 84, 1000 Berlin 45).

6.2 Tiernarkosen

Die Tiere wurden mit einer Mischinjektion von 3 ml Ketanest und 3 ml Dihydrobenzperidol i. m. prämediziert. Anschließend wurde eine Flügelkanüle („butterfly cannula") in eine Ohrvene geschoben und das Versuchstier mit Trapanal in Narkose gehalten (Initialdosis 1 ml, Nachinjektion von jeweils 0,1 – 0,2 ml nach Bedarf). Anschließend erfolgte die Fixierung der Tiere in Rückenlage auf einem Holzbrett (Fixation der Pfoten mit Mullkompressen), die Enthaarung der Hinterläufe mit Pilokarpin sowie Desinfektion mit Braunol.

6.3 Operatives Vorgehen

Die Operation erfolgte unter aseptischen Bedingungen. Das Versuchstier wurde steril abgedeckt, die Hinterläufe mit Opraflexfolie beklebt. Der Operateur trug Haube, Mundschutz, sterilen Kittel sowie sterile Handschuhe. Das Instrumentarium war ebenfalls sterilisiert.

Nach lateralem Hautschnitt neben der Tibia wurden Faszie und Periost scharf durchtrennt. Abschieben des Periosts in Tibiamitte mit dem Raspatorium, Darstellen des Knochens durch Umfahren mit 2 Kocher-Sonden und anschließend Osteotomie mit der oszillierenden Säge unter ständiger Spülung des Knochens mit Ringer-Lösung. Die Osteotomie erfolgte senkrecht zur Tibiaachse in Unterschenkelmitte, distal der Vereinigung von Fibula und Tibia.

Die rechte Tibia wurde jeweils mit einer 6-Loch-DC-Kieferplatte der AO (Abmessung 6×52 mm, Art. 244.67) unter Kompression gesetzt. Vor der Osteotomie wurde die Platte lateral der Tibia angelegt und bei Bedarf entsprechend geschränkt. Anschließend erfolgte das Bohren des 1. Schraubenlochs mit 2,0 mm Spiralbohrer osteotomienahe im distalen Fragment, wobei die Platte als Führung diente. Nach Vorschneiden des Gewindes mit 2,7 mm Gewindeschneider wurde die Platte verschraubt. Es schlossen sich folgende Arbeitsgänge an: exzentrisches Setzes des 2. Bohrloches osteotomienahe im proximalen Fragment, Vorschneiden des Gewindes, Abnahme der Platte und Osteotomie in oben angegebener Weise, Reposition und Anlage der Platte. Festes Eindrehen beider Schrauben adaptierte und komprimierte die beiden Frakturflächen. Abschließend wurden die restlichen Schrauben in Neutralstellung eingebracht.

An der linken Tibia erfolgte die Osteosynthese jeweils ohne Kompression. Nach Anpassen, lateralem Anlegen der Platte und Vorbereiten der distalen Schraubenlöcher wurde die Platte zunächst fixiert. Daran schloß sich das Vorbohren des osteotomienahen Schraubenlochs im proximalen Fragment an, diesmal in Neutralposition. Danach folgten Abnahme der Platte und Osteotomie der Tibia, Reposition und Verschraubung der Platte, wobei in den Osteotomiespalt die Klinge eines Einwegskalpells zur Erzeugung eines definierten Fragmentabstands gesetzt wurde. Die restlichen Schrauben wurden wieder in Neutralstellung eingebracht. Es resultierte also eine Osteosynthese mit einem Osteotomiespalt, der um Klingenbreite (0,38 – 0,42 mm) klaffte (Abb. 1). Fasziennaht und Hautnaht beendeten den operativen Eingriff.

6.4 Postoperatives Vorgehen

Postoperativ wurden die Tiere einzeln in Käfigen gehalten. Beide Beine wurden sofort belastet.

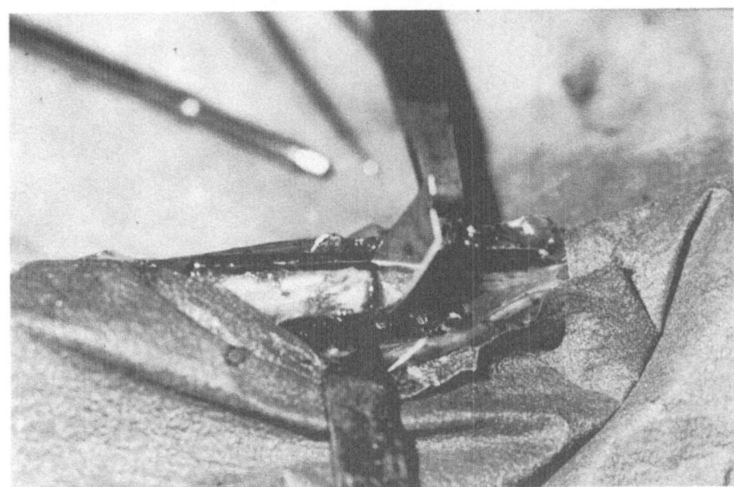

Abb. 1. Intraoperatives Bild. Die DC-Platte an einer linken Kaninchentibia ist angelegt, die definierte Spaltbreite durch eine Skalpellklinge gesichert

Nach Ablauf der Versuchsdauer wurden die Tiere getötet (Prämedikation mit 6 ml Dihydrobenzperidol i. m., dann Überdosis Trapanal und Succinylchlorid i. v.), die Hinterläufe entfernt und die Tibia beidseits freipräpariert (ständiges Spülen mit Ringer-Lösung). Jede Tibia wurde zunächst mit Platte, dann nach Entfernen des Osteosynthesematerials in 2 Ebenen geröntgt (Philips-Röntgengerät Typ Super-M-100, Röhrenabstand 1 m, eingestellte Belichtungswerte: 20 mAs, 40 kV; Filmmaterial: Agfa-Film Curix RP 1 in Kassette 13×18 cm mit Rubinfolie; maschinelle Entwicklung der Röntgenfilme). Anschließend wurden die Knochen tiefgefroren.

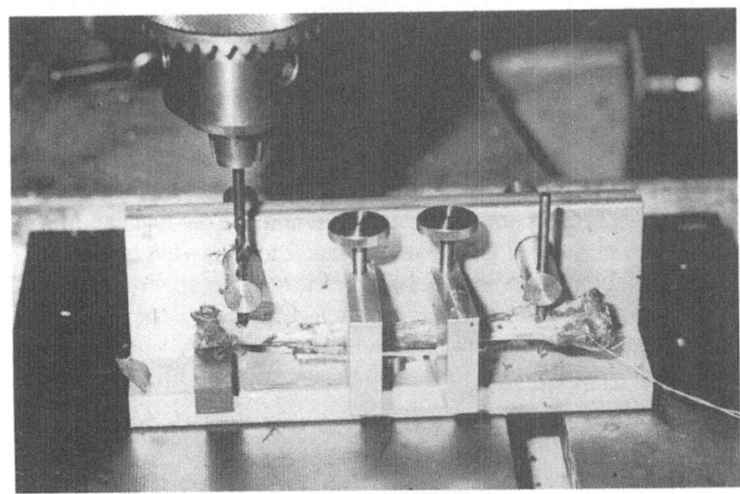

Abb. 2. Vorbereitung der Kaninchentibia zur Bestimmung der Biegefestigkeit

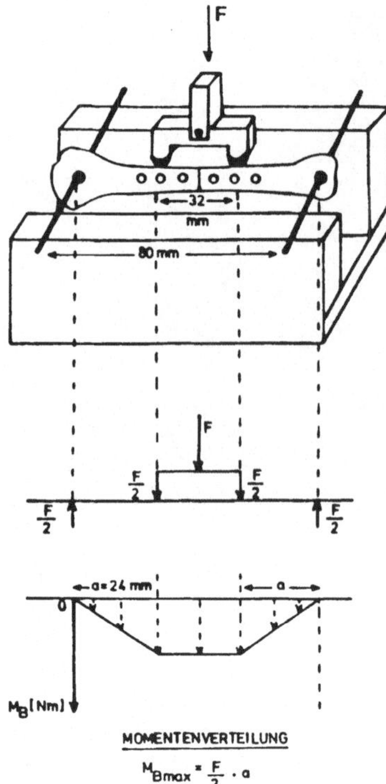

$$M_{Bmax} = \frac{F}{2} \cdot a$$

Abb. 3. Biegebelastung der Kaninchentibia, Momentenverlauf

Vor weiterer Verarbeitung wurden die Knochen 6 h in Ringer-Lösung aufgetaut und während der Biege- und Torsionsversuche ständig mit Ringer-Lösung umspült.

6.5 Prüfung der Biegefestigkeit

In die aufgetaute Kaninchentibia wurde senkrecht zur Plattenebene im Abstand von jeweils 40 mm zur Osteotomie ein Loch von 3 mm Durchmesser gebohrt, ein Metallstift eingeschoben und mit Palacos verankert. Um eine exakt vergleichbare Lage der Metallstifte zu gewährleisten, wurde der Knochen mit 2 kleinen Zwingen auf einer fest verankerten Osteosyntheseplatte verschraubt, dann Bohren der Löcher durch 2 Führungsbuchsen (Abb. 2).

Anschließend wurde der Knochen durch Stempeldruck auf Biegung belastet (Abb. 3). Der Stempel griff rechts und links jeweils 16 mm von der Osteotomie entfernt an (Vierpunktebiegung mit konstantem Momentenverlauf zwischen den beiden angreifenden Druckkräften). Zur Vermeidung von Spannungsspitzen war die abgerundete Auflagefläche des Stempels mit einem dünnen Hartgummiplättchen beklebt.

Bei wirksamer Stempelkraft F wirkt auf den Knochenabschnitt zwischen den Stempelauflageflächen das konstante Moment

$$M = a \cdot \frac{F}{2}.$$

$a = 24$ mm

Die Biegeversuche erfolgten mit einer Wolpert-Werkstoffprüfmaschine (Maschinen-Nr. 202, Typ T 2 M 2748 bzw. NS 2301). Der im Prüfrahmen eingespannte Kraftaufnehmer war für Kräfte bis 500 N vorgesehen. Der angeschlossene Verstärker lieferte 10 V Ausgangsspannung bei Belastung des Kraftaufnehmers mit der angegebenen Maximalkraft (bei einer Kraftwirkung von F = 500 N wurden also 10 V Spannung abgegeben). Die Vorschubgeschwindigkeit des Kraftaufnehmers war stufenlos regulierbar.

Bei allen Biegeversuchen betrug der Vorschub des Kraftaufnehmers konstant 5% von 1000 mm/min (Tasteneingabe), also

$$V = 0{,}833 \text{ mm/s}.$$

Stempelvorschub und einwirkende Kraft wurden von einem X-Y-t-Recorder der Fa. Bryans Southern Instruments Ltb. aufgezeichnet (Typ 2600 A 3).

Als Verstärkung in Y-Richtung (Kraftmessung) wurden 40 mV/cm oder 400 mV/cm gewählt (Einstellung Range 1).

Bei 40 mV/cm entspricht 1 cm Ausschlag in Y-Richtung einer Eingangsspannung von 40 mV. Der Kraftaufnehmer liefert bei 500 N 10 V Spannung. Also:

$$\text{1 cm Ausschlag in Y-Richtung} \,\hat{=}\, \text{2 N Kraftwirkung.}$$

Bei Verstärkung 400 mV/cm gilt entsprechend:

$$\text{1 cm Ausschlag in Y-Richtung} \,\hat{=}\, \text{20 N Kraftwirkung.}$$

Oder:

$$\text{Empfindlichkeit} = \frac{\text{Eingangssignal}}{\text{Ausgangssignal}} \,,$$

$$\text{Verstärkung} = \frac{\text{Ausgangssignal}}{\text{Eingangssignal}} \,,$$

$$\text{Empfindlichkeit } E = \frac{E_{\text{Schreiber}}}{E_{\text{Kraftaufnehmer}}} \,,$$

$$E_{\text{Schreiber}} = 400 \text{ mV/cm}, \quad E_{\text{Kraftaufnehmer}} = \frac{500 \text{ N}}{10 \text{ V}} \,,$$

$$\text{also } E = 400 \,\frac{\text{mV}}{\text{cm}} \cdot \frac{500 \text{ N}}{10 \text{ V}} = 20 \,\frac{\text{N}}{\text{cm}} \cdot$$

Die Eichung der Anordnung erfolgt jeweils durch Belastung des Kraftaufnehmers mit gegebenen Gewichten vor Versuchsbeginn.

Als Schreibgeschwindigkeit wurden 0,5 s/cm bzw. 5 s/cm gewählt (Vorschub in X-Richtung).

Bei Schreibgeschwindigkeit 0,5 s/cm gilt:

$$\text{1 cm Ausschlag in X-Richtung} \,\hat{=}\, \text{0,416 mm Stempelvorschub.}$$

(Die Knochendurchbiegung entspricht dem Stempelvorschub.)

Bei Schreibgeschwindigkeit 5 s/cm gilt:

$$\text{1 cm} \,\hat{=}\, \text{4,16 mm Stempelvorschub.}$$

Oder:

$$\text{Empfindlichkeit } E = \frac{\text{Vorschubgeschwindigkeit Prüfmaschine}}{\text{Vorschubgeschwindigkeit Schreiber}},$$

$$E = 0{,}833\ \frac{mm}{s} \cdot 5\ \frac{s}{cm} = 4{,}16\ \frac{mm}{cm}.$$

Größter und kleinster Knochendurchmesser im Osteotomiebereich (d_1, d_2) wurden mit einer Schiebelehre gemessen.

6.6 Prüfung der Torsionsstabilität

Die Kaninchentibia wurde auf 42 mm Länge gekürzt (ehemalige Osteotomie in Knochenmitte). Anschließend wurde um das proximale und distale Tibiaende jeweils ein rechteckiger bzw. runder Palacosblock gegossen (flüssiges Palacos wurde in vorgefertigte Aluminiumformen gegossen und der Knochen in die erhärtende Masse gesteckt; Abb. 4).

Die freie Knochenlänge betrug jetzt 20 mm, der runde Palacoszylinder hatte ein Eigengewicht von 2 g (Eigengewicht des Knochens ca. 3 g). Der quaderförmige Palacosblock wurde in einer Haltung fest verschraubt, auf dem runden Knochenzylinder ein Aluminiumrad (Eigengewicht 28 g, Außenradius $r_1 = 20$ mm, Innenradius $r_2 = 19{,}25$ mm, Breite des Rades 19,6 mm insgesamt, Breite der Scheibe 6,7 mm) mit 3 Schrauben befestigt. Über einem 600 mm langen Perlonfaden (Durchmesser 0,5 mm), der am Aluminiumrad fest verschraubt war und über 3 kugelgelagerte Rollen führte, erfolgte die Verbindung zum Kraftaufnehmer (Abb. 5). Beim Vorschub des Kraftaufnehmers wurde der Knochen torquiert. Für das wirkende Drehmoment ergibt sich:

$$M_T = \frac{F}{2}\,r_2 + \frac{F}{2}\,r_2 = F \cdot r_2.$$

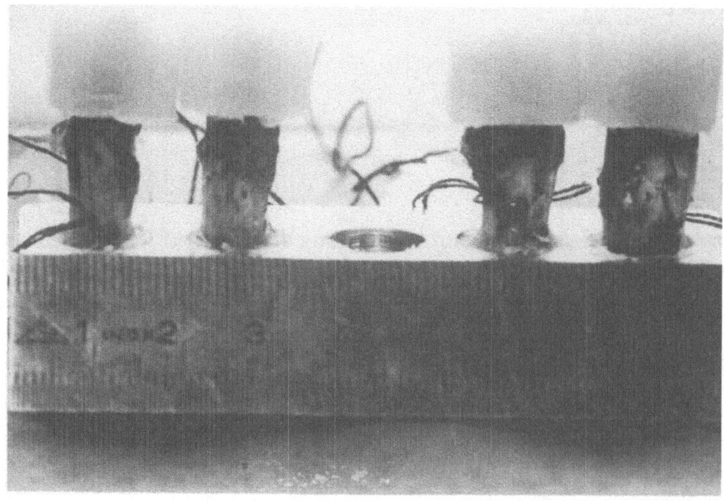

Abb. 4. Vorbereitung der Kaninchentibia für die Prüfung der Torsionsstabilität

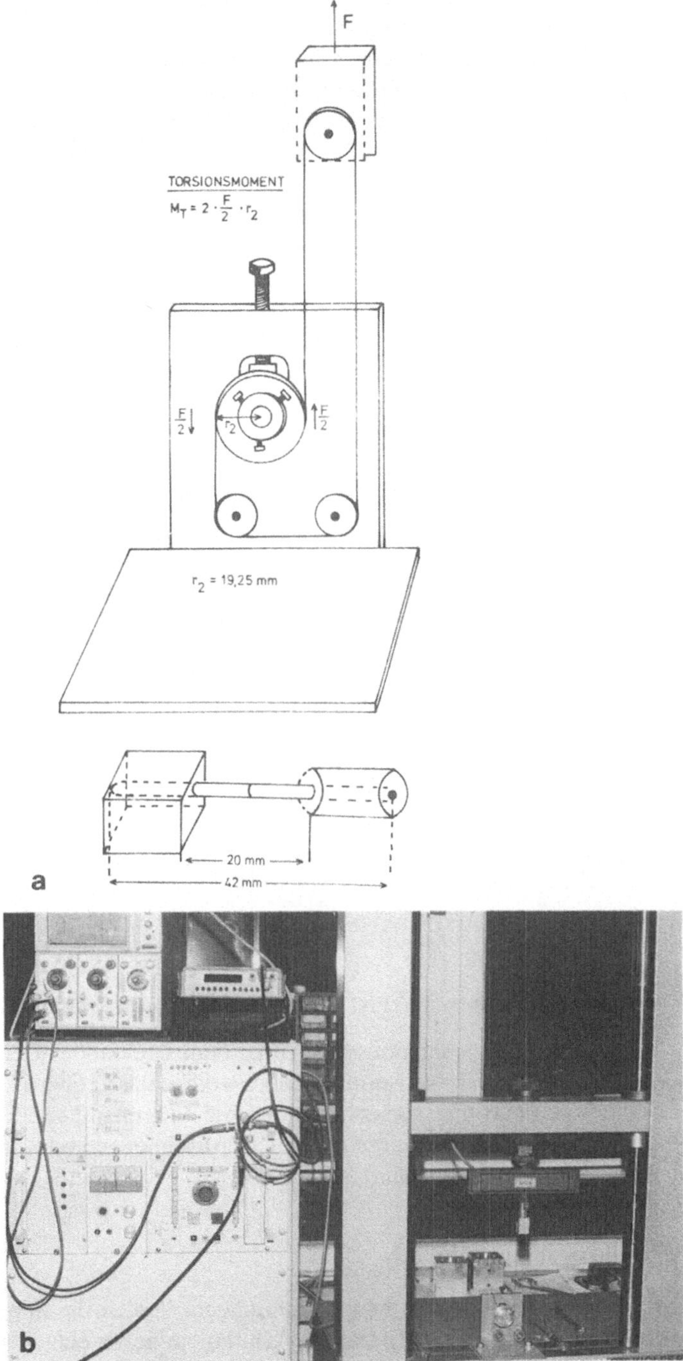

Abb. 5 a, b. Prüfung der Torsionsstabilität. Schema der Versuchsanordnung (a), Versuchsaufbau (b)

(Bei exakter Bestimmung von M_T ist die Fadendicke zu berücksichtigen. Für die *Rechnung* wird r_2 daher mit 19,5 mm angesetzt.)

Die Fadencharakteristik wurde in einem Vorversuch ermittelt (gleiche Versuchsanordnung, Aluminiumrad jedoch fest eingespannt).

Der Torsionsversuch erfolgt ebenfalls mit der Wolpert-Werkstoffprüfmaschine (Maschinen-Nr. 202) mit einem Kraftaufnehmer für Kräfte bis 500 N (Ausgangsspannung des Verstärkers 10 V bei 500 N Belastung).

Die Bewegungsgeschwindigkeit des Kraftstempels beträgt bei allen Torsisonsversuchen 10% von 1000 mm/min (Tasteneingabe), also

$$V = 1{,}6\overline{6} \text{ mm/s.}$$

Stempelvorschub und einwirkende Kraft werden von einem X-Y-t-Recorder der Fa. Bryan Southern Instruments aufgezeichnet.

Bei einer Verstärkung in Y-Richtung von 400 mV/cm entspricht

1 cm Ausschlag = 20 N.

Bei der Verstärkung 40 mV/cm gilt entsprechend

1 cm Ausschlag in Y-Richtung $\triangleq$ 2 N Kraftwirkung.

Bei einer Schreibgeschwindigkeit von 5 s/cm entspricht 1 cm auf der Abszisse einem Stempelvorschub von 8,33 mm. Für 0,5 s/cm Schreibgeschwindigkeit gilt entsprechend:

1 cm $\triangleq$ 0,833 mm Stempelvorschub.

Um die tatsächliche Auslenkung des Aluminiumrades zu erhalten, ist die bei gegebener aufgewandter Kraft verursachte Dehnung des Perlonfadens zu berücksichtigen. Die korrigierte Auslenkung X' ergibt sich aus der Kennkurve des Fadens (s. Kap. 7). Für den Torsionswinkel $\hat{\alpha}$ folgt dann:

$$\hat{\alpha} = \frac{X'}{r_2} \, ,$$

$$\text{hier also } \frac{X'}{19{,}25}$$

(für kleine Torsionswinkel ist $\hat{\alpha} \approx \sin\alpha$; Fehler $<0{,}1\%$ für $|X| < 0{,}077 = 4°25'$).

Beim vorliegenden Torsionsversuch ist dem Drehmoment ein konstantes Biegemoment überlagert, das bei der Auswertung jedoch vernachlässigt wird.

Nach dem Belastungsversuch wurden die Fragmente wieder reponiert und mit einem Draht (Büroklammer) zusammengehalten. Anschließend erfolgte die Einbettung des Präparates zur Prüfung der Knochenheilung.

6.7 Mikroradiographien

Für die mikroradiographischen Darstellungen wurden die unentkalkten Präparate nach v. Hirsch u. Boellaard (1959) in Metakrylsäuremethylester eingebettet und mit einer Mikrosäge in etwa 100 – 150 µm dicke Scheiben zersägt. Die Schnittebene lag dabei jeweils senkrecht zur Plattenebene, pro Präparat wurden jeweils 6 Schnitte angefertigt. Das Schleifen der

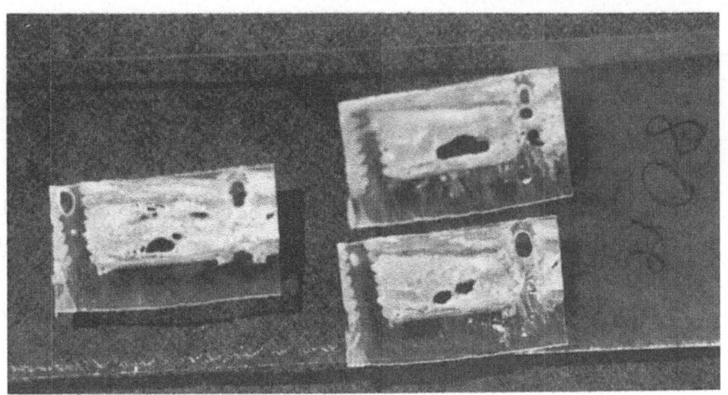

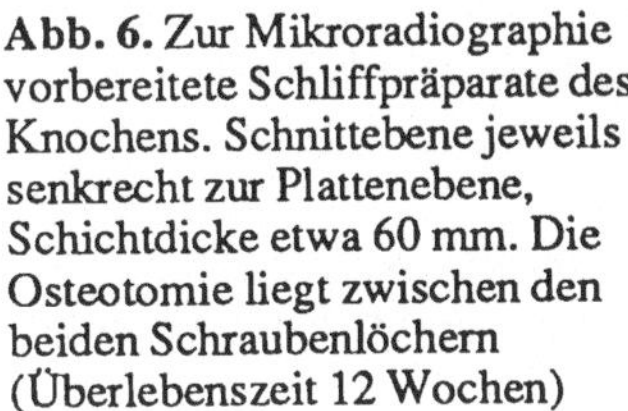

Abb. 6. Zur Mikroradiographie vorbereitete Schliffpräparate des Knochens. Schnittebene jeweils senkrecht zur Plattenebene, Schichtdicke etwa 60 mm. Die Osteotomie liegt zwischen den beiden Schraubenlöchern (Überlebenszeit 12 Wochen)

Sägeschnitte erfolgte manuell nach der Methode von Frost (1958) bis zu einer Stärke von 60 –100 µm (s. Abb. 6).

Die Röntgenaufnahmen des Dünnschliffpräparates wurden mit dem Torr-Radifluor 120 (Kölbel et al. 1975) durchgeführt, wobei die Präparate direkt auf die Emulsionsschicht einer hochauflösenden Kodak-High-Resolution-Glasplatte gelegt wurden. Die Einstelldaten waren: Stufe 7, 20 kV, 5 mA, Belichtungszeit 5 min.

Die Platten wurden mit Kodakentwickler HRP (1 : 4) 4 min entwickelt, 30 s im zugehörigen Stoppbad bewegt und schließlich 1 min im Kodakfixierbad F 5 gehalten (wässern für 5 – 10 min).

Die Mikroradiographien wurden unter dem Fotomikroskop Orthoplan, Fa. Leitz, Wetzlar, betrachtet, ausgewertet und fotografiert (Vergrößerung jeweils 40- bis 60fach, Ausschnittvergrößerungen 100- bis 150fach).

6.8 Histologische Untersuchung

Die Präparate wurden in Formalin fixiert, in Salpetersäure entkalkt und über eine aufsteigende Alkoholreihe mit Butanol als Zwischenmedium in Paraplast eingebettet. Anschließend wurden 10 µm dicke Schnitte angefertigt (Tetrander, Herstellerfirma Jung). Die Färbung der Schnitte erfolgte nach Masson-Goldner (Färbetechniken s. bei Romeis 1968). Die gefärbten Präparate wurden unter dem Fotomikroskop Orthoplan, Fa. Leitz, Wetzlar, betrachtet und ausgewertet. Auf diese Weise wurden die Knochen von 2 Kontrolltieren mit einer Überlebenszeit von 1 Jahr ausgewertet.

6.9 Fluoreszenzmikroskopische Untersuchungen

Bei 5 Kaninchen (S1 bis S5) erfolgte eine polychrome Sequenzmarkierung nach folgendem Schema:

Operationstag und 28. postoperativer Tag: Xylenolorange (90 mg/kg subkutan);
7. und 35. postoperativer Tag: Calcein (10 mg/kg subkutan);
14. und 42. postoperativer Tag: Alizarin-Komplexone (30 mg/kg subkutan);
21. und 49. postoperativer Tag: Vibravenös (30 mg/kg i. v.).

Angaben zur Sequenzmarkierung finden sich bei Milch et al. (1958) (Tetrazyklinmarkierung) bei Harris et al. (1962) (Tetrazyklinmarkierung beim Kaninchen), Adkins (1965 (Aliazarinmarkierung), Rahn u. Perren (1971) (Markierung mit Xylenolorange), Rahn u. Perren (1972) (Alizarin-Komplexone-Markierung) sowie Rahn (1976) (polychrome Fluoreszenzmarkierung).

Die Präparate wurden wie zur Mikroradiographie weiterverarbeitet (Einbettung in Metacrylsäuremethylester, Herstellung von Schnitten, die manuell auf eine Stärke von 60 – 100 μm verdünnt werden).

Die mikroskopische Untersuchungen im Auflicht und die Fotoaufnahmen erfolgten wiederum mit dem Leitz-Mikroskop Orthoplan mit einer 10-W-Quecksilberhöchstdrucklampe und einem Filter K 510 und 513.

6.10 Druckmessung

Eine Abschätzung der Druckverteilung bei der Plattenosteosynthese wurde mit Fuji-Druckmeßfolien (vgl. Schöpf et al. 1980) vorgenommen, die erzielbare Anfangskompression mit einem Piezokraftaufnehmer (physikalische Grundlagen und Anwendung bei Hess 1972) gemessen. Abbildung 7 zeigt die Versuchsanordnung.

Der verwendete Meßaufnehmer war eine Quarzkristallmeßunterlagscheibe Typ 9011 der Fa. Kistler (Durchmesser 14 mm, Höhe 8 mm). Wegen der zu großen Abmessungen ließ sich der Kraftaufnehmer nicht direkt in den Osteotomiespalt setzen, der notwendige Osteotomiespalt wurde mit 2 Meßbügeln auf 3,8 mm Breite reduziert. Um Biegemomente zu minimieren, wurde eine Kugelscheibe (Durchmesser 12 mm, Höhe 4 mm) verwendet.

Der Meßaufnehmer wurde zusammen mit der Kugelscheibe und den Meßbügeln durch Schraube und Mutter mit etwa 1000 N vorgespannt, um Meßfehler durch Biegebeanspruchungen zu vermeiden.)

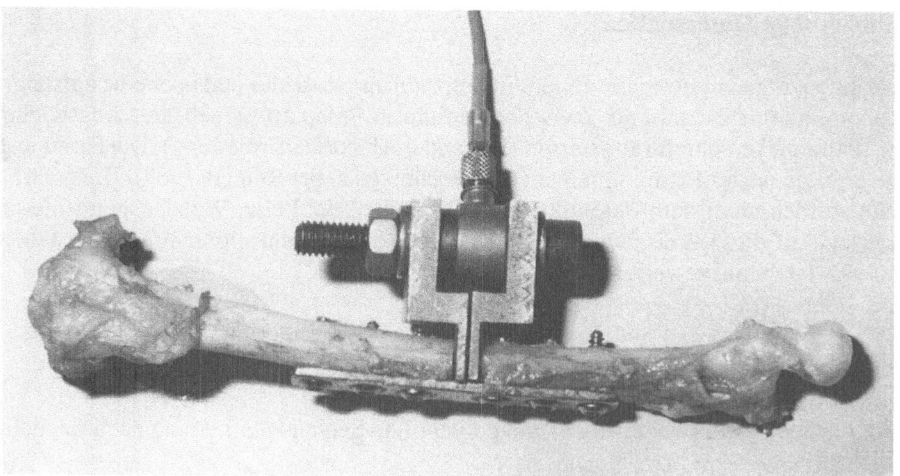

Abb. 7. Versuchsanordnung zur Bestimmung der Anfangskompression

Die Eichung des vorgespannten Aufnehmers erfolgte in einer Materialprüfmaschine (Typ Wolpert, s. Abschn. 6.5), die Verstärkung der Meßsignale mit dem Ladungsverstärker Typ 5001 der Fa. Kistler. Das Ausgangssignal wurde an einem Voltmeter abgelesen.

6.11 Statistische Auswertung

Von den gewonnenen Einzeldaten der Biege- und Torsionsversuche wurden Mittelwert und Standardabweichung gebildet, zusätzlich wurde der Medianwert angegeben.

Differenzen zwischen den Verfahren (Kontaktheilung-Spaltheilung) zur gleichen Zeit wurden durch den Zeichentest statistisch geprüft unter Berücksichtigung der Seitendifferenzen im Biege- und Torsionsverhalten unbehandelter Kontrolltiere.

Differenzen zwischen 2 Zeitpunkten beim gleichen Verfahren (z. B. Vergleich der Festigkeit bei Kontaktheilung nach 4 und 8 Wochen) wurden mit dem Wilcoxon-Test für 2 Stichproben geprüft.

Beide Verfahren sind parameterfrei, setzen keine Normalverteilung voraus. Wegen der zu erwartenden (und im Experiment auch bestätigten) großen Streuung der biologischen Meßgrößen einerseits und der andererseits vergleichsweise kleinen Versuchsgruppen (n = 10) wurde die maximale Irrtumswahrscheinlichkeit mit 5 bzw. 10% (Zeichentest) relativ hoch angesetzt.

7 Ergebnisse

Von insgesamt 126 operierten Tieren konnten 77 (61,1%) ausgewertet werden. Eine im Vorversuch an 4 Kaninchen zunächst verwendete Kleinfragmentenplatte der AO erwies sich als zu schwach. Die Platte brach aus, die Schrauben hielten nicht. Eine probatorische Gipsruhigstellung brachte ebenfalls keinen Erfolg (der Gipsverband wurde abgenagt, es kam zu Infektionen).

Besonders in der Anfangsphase wurde bei der Osteosynthese die Sprödigkeit des Kaninchenknochens nur unzureichend berücksichtigt. Zu starker Vorschub beim Bohren oder Sägen sowie ein zu festes Anziehen der Schrauben führte zu Absplitterungen und Fissuren im Bereich des Knochens. Folge war i. allg. der Plattenausbruch schon nach wenigen Tagen; dies geschah ebenfalls, wenn die Schrauben nicht in Knochenmitte, sondern zu randständig angebracht waren. Eine frühzeitige Fraktur des Knochens war auch zu beobachten, wenn bei der Kompressionsosteosynthese die Knochen nicht exakt adaptiert wurden, die Knochen teilweise verkanteten und die Druckverteilung im Osteotomiebereich ungleichmäßig erfolgte. Mit zunehmender Übung (immer der gleiche Operateur) konnten diese Schwierigkeiten überwunden werden.

Bei stabiler Osteosynthese überlebten alle Tiere, und die Wundheilung verlief primär. Nur nach postoperativer Fraktur kam es zu sekundären Wundheilungen und Infektionen. Zwei Tiere zeigten unmittelbar postoperativ eine Paraplegie; sie wurden getötet. Wahrscheinlich zogen sie sich beim Herausnehmen aus dem Käfig oder bei der Narkoseeinleitung eine Wirbelkörperfraktur mit Querschnittslähmung zu, da sie nicht ausreichend fixiert waren. Vier Tiere starben beim Einleiten und 3 intraoperativ durch eine Überdosierung von Trapanal (Tabelle 1).

An 9 Kaninchen der Kontrollgruppe (01 – 09, nur mikroradiographische Aufarbeitung, keine Biege- bzw. Torsionsversuche) ließ sich nachweisen, daß nach einer dem Röntgenbefund zufolge exakten Kompressionsosteosynthese im Osteotomiebereich keine überschießende Kallusbildung erfolgt (Abb. 8 und 9) (evtl. schmaler Knochensaum entlang der Kompressionsplatte) und tatsächlich Kontaktheilung stattfindet.

Diese Kontaktheilung läßt sich jedoch nicht immer im gesamten Schnittbereich und in jeder Schnittebene nachweisen, d. h., es findet i. allg. zwar Kontaktheilung, in Teilbereichen jedoch auch Spaltheilung statt.

Weiterverarbeitet wurden nur Knochenpaare, bei denen nach dem Röntgenbefund primäre Heilung zu erwarten war. Auf die prinzipielle Schwierigkeit, bei einem Knochen nach Belastung die Art der hier interessierenden Heilung (Kontakt- oder Spaltheilung) nachzuweisen (eine exakte Reposition der Knochenfragmente und deren Aufarbeitung ist oft nur bedingt möglich) bzw. einen Knochen nach exaktem Nachweis der Heilungsart zu belasten, wird in der Diskussion eingegangen. Schmale Knochensporne und -leisten wurden entfernt, Knochen mit massiver Kallusbildung nicht gewertet. Bei 4 Tieren (Überlebensdauer t = 4 Wochen) fielen die Knochen bei Plattenentfernung auseinander, einmal zerbrach der Knochen beim Entfernen der eingemauerten Platte. Diese Tiere wurden ebenfalls nicht aus-

Tabelle 1: Aufschlüsselung des Schicksals der Versuchstiere, n = 165

	n
Beim Vorversuch, bei oder unmittelbar nach der Operation gestorbene Tiere:	
Vorversuch mit falsch dimensionierter Platte	4
Tod bei Narkoseeinleitung	4
Tod intraoperativ	3
Querschnittslähmung postoperativ (Tiere getötet)	2
Tod 3 Tage nach Alizarininjektion	1
Gesamt	14
Überlebende Tiere	
Auswertbar	77 (60 für biomechanische Versuche)
Nicht auswertbar	49
Plattenausbruch, Tier getötet bzw. gestorben	13
Knochen fiel bei Plattenentfernung auseinander (4) bzw. wurde zerstört (1)	5
keine Kontaktheilung (24, Mikroradiographie) bzw. erhebliche Kallusbildung (7)	31
Gesamt	126
Kontrollversuche (Beine wurden vom Max-Pettenkofer-Institut zur Verfügung gestellt)	25

gewertet. Nach der jeweiligen Belastungsform wurden die Knochenfragmente wieder reponiert und nach entsprechender Aufarbeitung mikroradiographisch untersucht. Maximales Biege- bzw. Torsionsmoment wurde nur dann tabellarisch erfaßt, wenn nach

t = 4 Wochen auf Seite der Kontaktheilung bei zumindest einem Präparat die Osteotomieflächen frei von beginnender Lamellenknochenbildung waren;

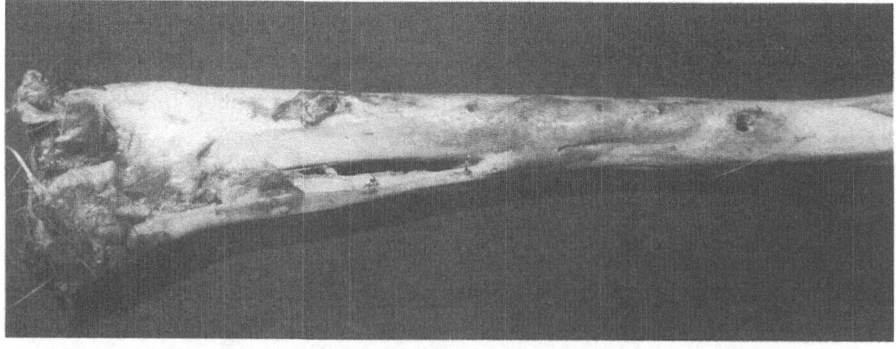

Abb. 8. K05 rechts: 8 Wochen postoperativ besteht keine wesentliche Kallusbildung

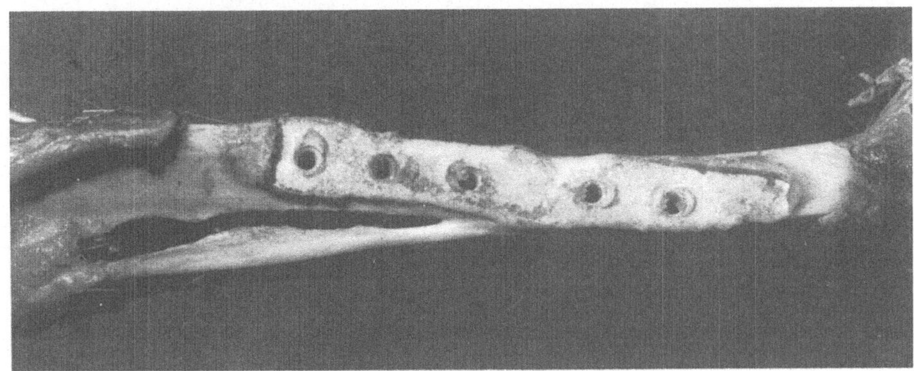

Abb. 9. K07 links 12 Wochen postoperativ: Im Osteotomiebereich keine überschießende Kallusreaktion

t = 8 Wochen auf Seite der Kontaktheilung ebenfalls bei zumindest einem Schnitt die Osteotomieflächen frei von Lamellenknochen waren.

Nach t = 12 Wochen war der Osteotomiebereich mikroradiographisch nicht mehr nachweisbar.

Die Benennung der *auswertbaren* Versuchstiere zeigt Tabelle 2.

Bei allen ausgewerteten Tieren erfolgte die Fraktur beim Biege- bzw. Torsionsversuch nach einer Überlebenszeit von t = 4 Wochen im Osteotomiebereich, nach t = 8 Wochen zumindest überwiegend im Osteotomiebereich. Nach 12 Wochen lief die Frakturlinie schräg durch die Osteotomie oder durch benachbarte Knochenabschnitte, teilweise zersplitterten die Knochen, die Fraktur war nach diesem Zeitraum also völlig knöchern konsolidiert. Eine Fraktur im Bereich der Knochenauflage beim Biegeversuch erfolgte nicht.

Sämtliche Bruchlastkurven zeigten sowohl für die Biege- als auch für die Torsionsversuche einen charakteristischen Verlauf. Bei den Biegeversuchen war ein leicht S-förmiger Verlauf (langsamer Anstieg, steiler Mittelteil, flacheres Auslaufen und abrupter Abbruch) charakteristisch (s. Abb. 10).

Tabelle 2: Benennung der auswertbaren Versuchstiere

Benennung	
B01 – B010	Unbehandelte Kontrollgruppe, Biegeversuch
B1 – B10	Überlebenszeit t = 4 Wochen, Biegeversuch
B11 – B20	Überlebenszeit t = 8 Wochen, Biegeversuch
B21 – B30	Überlebenszeit t = 12 Wochen, Biegeversuch
T01 – T010	Unbehandelte Kontrollgruppe, Torsionsversuch
T1 – T10	Überlebenszeit t = 4 Wochen, Torsionsversuch
T11 – T20	Überlebenszeit t = 8 Wochen, Torsionsversuch
T21 – T30	Überlebenszeit t = 12 Wochen, Torsionsversuch
S1 – S5	Sequenzmarkierung, Überlebenszeit 10 Wochen
01 – 03	Kontrolltiere (nur Mikroradiographie) Überlebenszeit 4 Wochen
04 – 06	Kontrolltiere (nur Mikroradiographie), Überlebenszeit 8 Wochen
07 – 09	Kontrolltiere (nur Mikroradiographie), Überlebenszeit 12 Wochen
010 – 012	Kontrolltiere, Überlebenszeit 12 Monate
015 – 020	Kontrolltiere zur Messung der Kompression bei Plattenosteosynthese

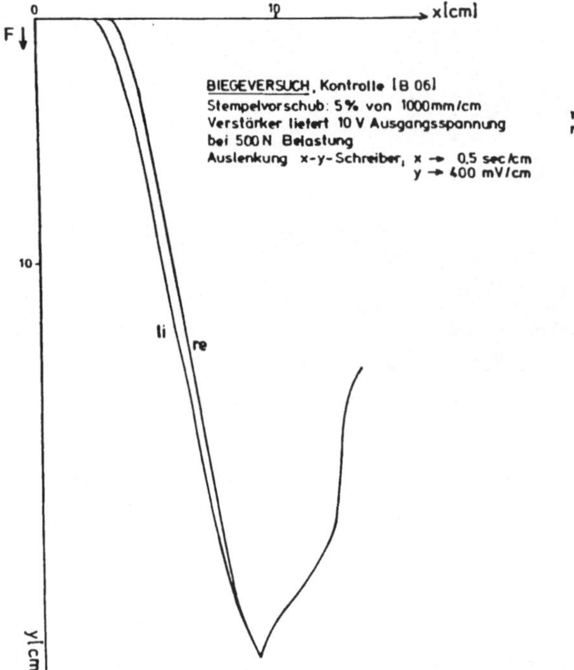

Abb. 10. Typischer S-förmiger Verlauf einer Bruchlastkurve B06, unbehandeltes Kontrolltier

In einigen Fällen finden sich beim Biegeversuch Zäsuren im Anstieg der Kurve mit Parallelversetzung als Zeichen von Teileinbrüchen in Knochenbereichen geringerer Elastizität. Ein teilweise verzögerter Belastungsabfall nach Fraktur ist durch die Stabilität der noch verhakten Fragmente bedingt. Auffallend ist bei der Kontrollgruppe der nahezu identische Kurvenverlauf (Anstieg). Die Streuung der Bruchlast im Seitenvergleich (s. Tabelle 3, S. 56) ist

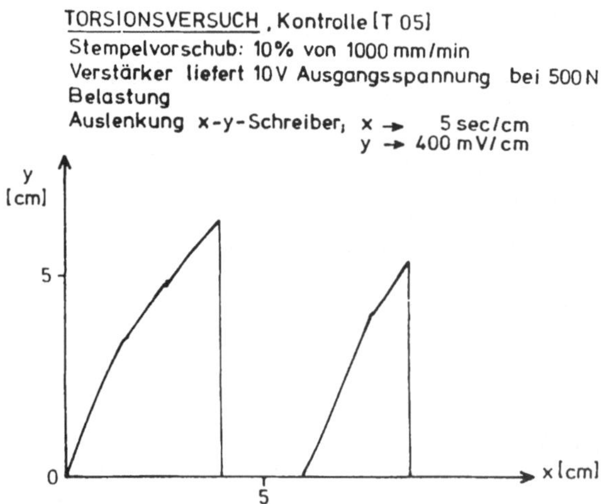

Abb. 11. Typischer Kurvenverlauf bei Torsionsbelastung. T05, Kontrollversuch

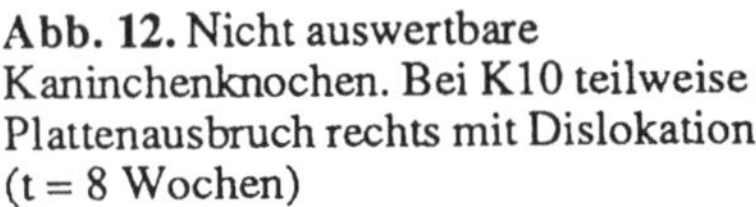

Abb. 12. Nicht auswertbare
Kaninchenknochen. Bei K10 teilweise
Plattenausbruch rechts mit Dislokation
(t = 8 Wochen)

Abb. 13. Nicht auswertbare
Kaninchenknochen. Überschießende
Kallusbildung rechts (K4), t = 12 Wochen

Abb. 14. Nicht auswertbare
Kaninchenknochen. Distaler
Plattenausbruch rechts (K31),
t = 4 Wochen

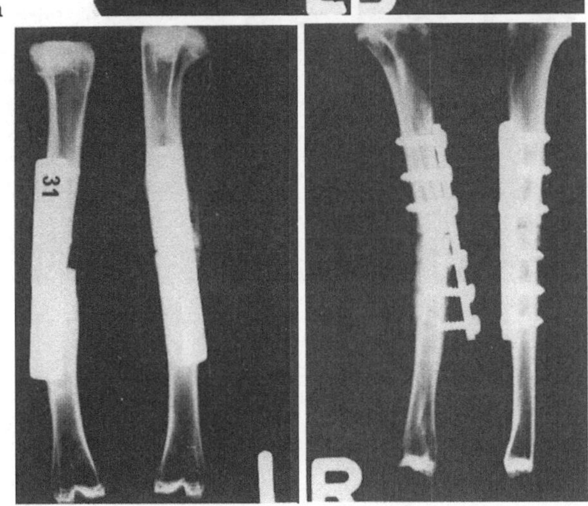

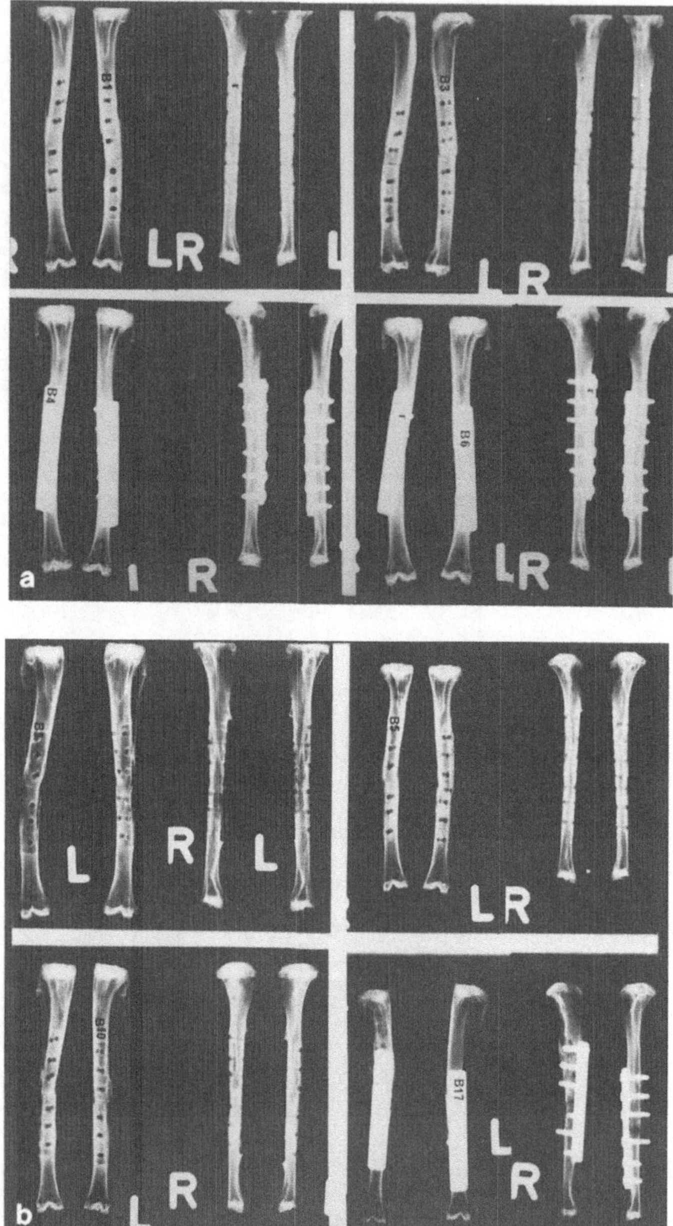

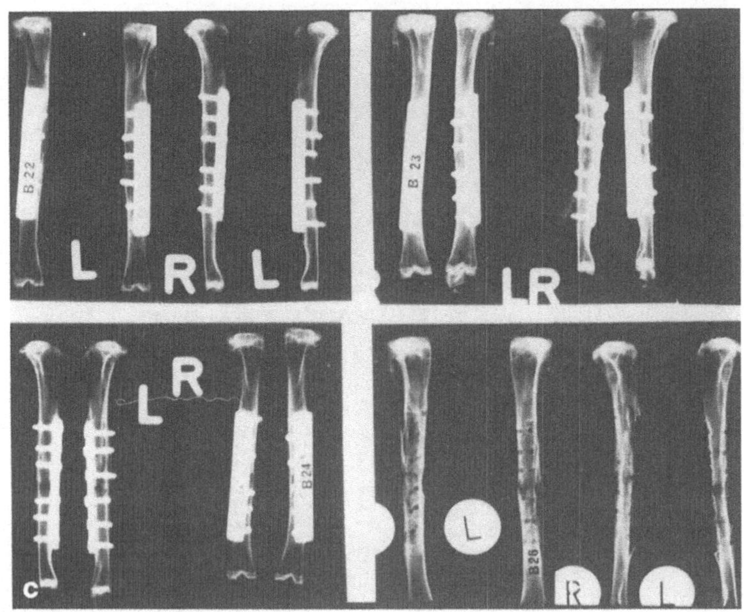

Abb. 15 a – c. Röntgenbefund von jeweils 4 Knochenpaaren: 4 Wochen (**a**), 8 Wochen (**b**) und 12 Wochen (**c**) nach der Osteotomie. Biegeversuch. Nach 12 Wochen deutliche Demineralisierung, aber keine überschießende Kallusbildung

teilweise erheblich (bis 20%), eine Seitendifferenz rechts gegen links besteht (bei statistischer Prüfung) jedoch nicht. Bei den Torsionsversuchen fällt der eher fast lineare Kurvenverlauf auf (Abb. 11).

Ein Abflachen spricht für ein Gleiten des Aluminiumrades auf dem Palacoszylinder (Versuch wurde dann abgebrochen, das Rad fester verschraubt und der Versuch wiederholt).

7.1 Röntgenbefunde

Die Abb. 12 – 14 zeigen Beispiele nichtauswertbarer Knochen. Beim Tier K10 (Abb. 12) kam es zum teilweisen Plattenausbruch rechts mit Dislokation (Überlebenszeit t = 8 Wochen), beim Tier K4 (Abb. 13) trat rechts überschießende Kallusbildung im Osteotomiebereich auf. Die Abb. 14 zeigt einen distalen Plattenausbruch rechts (K31, t = 4 Wochen). Plattenausbrüche und Dislokation traten hauptsächlich an der rechten Tibia auf: Wurden die Osteotomieflächen unter zu starke Kompression gesetzt, zersplitterte der Knochen teilweise im Osteotomiebereich, bzw. es bildeten sich Längsfissuren, die nach Belastung der Extremität kein stabile Plattenverankerung zuließen.

Die Abb. 15 (Biegeversuch) und 16 (Torsionsversuch) zeigen jeweils den Röntgenbefund von 4 Tibiapaaren nach t = 4, 8 und 12 Wochen. Knochenpaare mit geringer, seitengleicher Stufenbildung im Osteotomiebereich (nicht exakte Reposition) wurden weiter verwertet. Nach 4 Wochen ist der Osteotomiespalt bei Kontakt- und Spaltheilung noch deutlich sichtbar, nach 8 Wochen zumindest teilweise (im Röntgenbild kein wesentlicher Unterschied

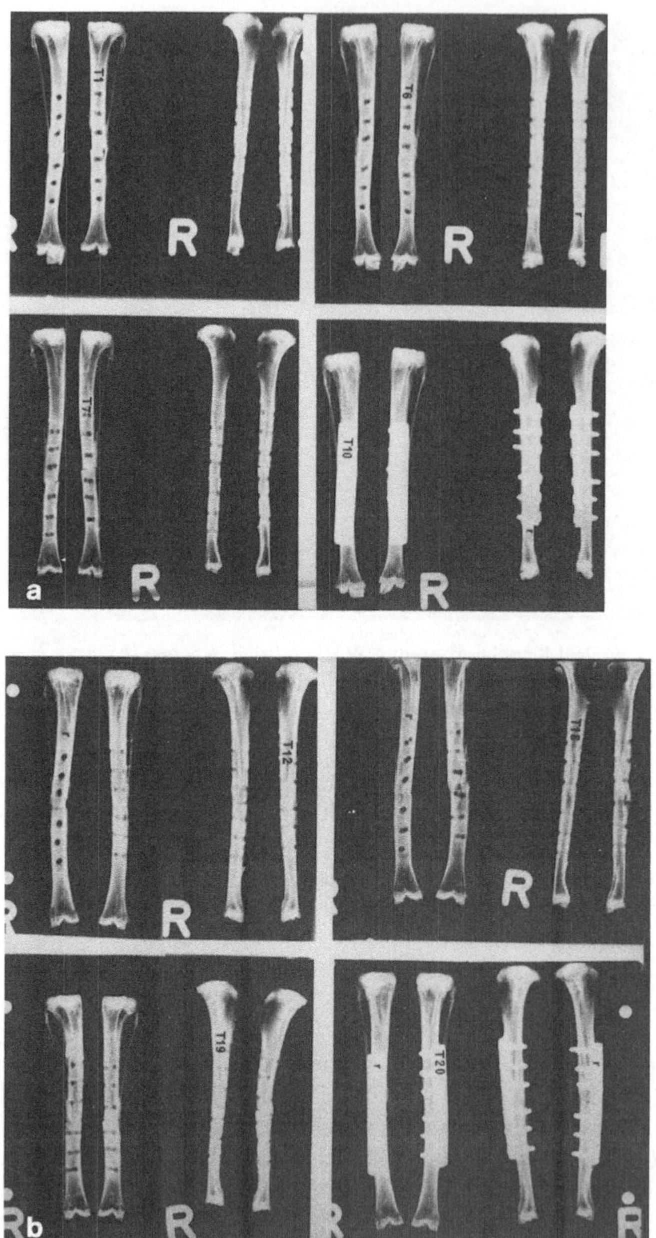

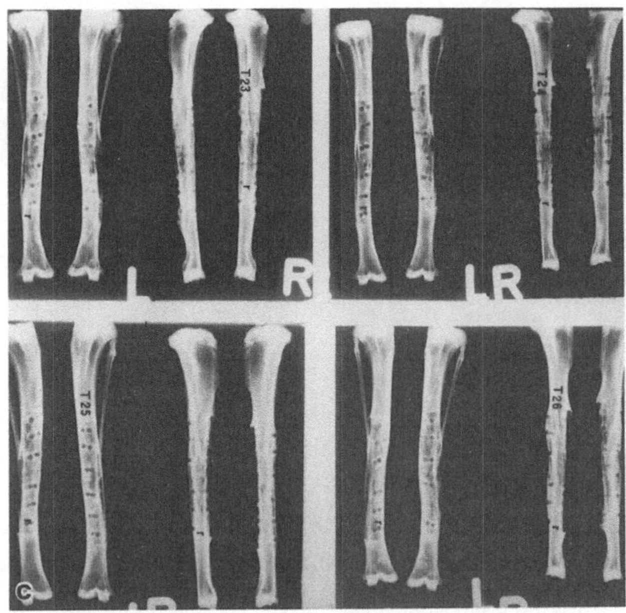

Abb. 16 a – c. Röntgenbefund von jeweils 4 Knochenpaaren: 4 Wochen (**a**), 8 Wochen (**b**) und 12 Wochen (**c**) nach der Osteotomie. Torsionsversuch. Deutliche Demineralisierung nach 12 Wochen

zwischen Kontakt- und Spaltheilung); 12 Wochen nach der Operation ist die Osteotomie i. allg. nicht mehr erkennbar. Eine überschießende periostale Kallusbildung ist auch nach 12 Wochen nicht erfolgt; gelegentlich sind die Plattenränder eingemauert und die ovalen Löcher der AO-Platte ausgefüllt. Auffallend ist die starke Kalksalzatrophie des Knochens nach 12 Wochen. (Bei der Plattenentfernung und Abtragung periostaler Randwulstbildungen im Plattenbereich zerbrach ein Knochen.)

Die Abb. 17 zeigt im Ausschnitt die Veränderungen im Osteotomiebereich nach 4, 8 und 12 Wochen. Nach 4 Wochen stellt sich die Osteotomie noch deutlich, nach 12 Wochen nicht mehr dar. Nach 12 Wochen erhebliche Demineralisierung, v. a. im Bereich der Kortikalis unterhalb der Platte (vgl. auch Abb. 18). Ein Jahr nach der Osteotomie (Abb. 19) findet sich kaum noch Kortikalisstruktur unter der Platte, der Knochen wirkt im Osteotomiebereich zystisch ausgehöhlt.

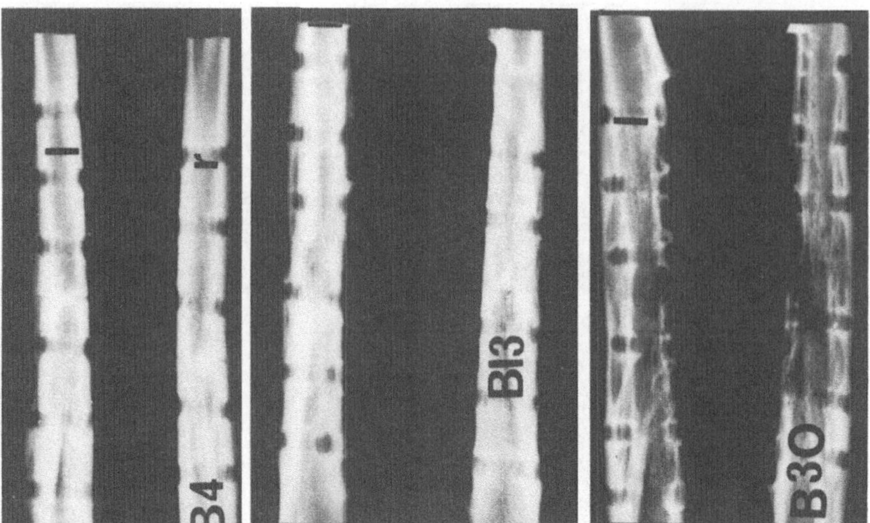

Abb. 17. Röntgenbefund nach 4, 8 und 12 Wochen, Ausschnittvergrößerung. Osteotomie nach 4 Wochen *(links)* deutlich, nach 8 Wochen *(Mitte)* teilweise, nach 12 Wochen *(rechts)* nicht mehr sichtbar. Im Röntgenbild kein Unterschied zwischen Kontakt- und Spaltheilung

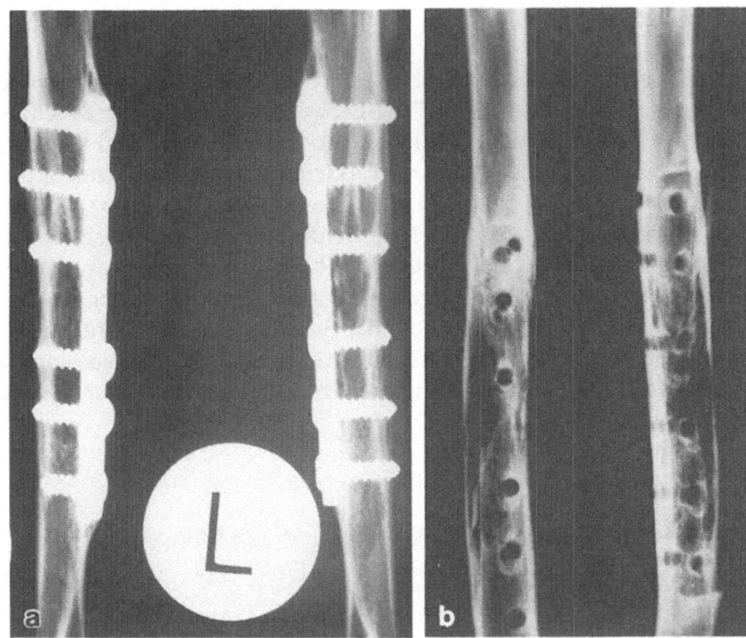

Abb. 18 a, b. Deutliche Demineralisierung des Knochens nach 12 Wochen, insbesondere plattennahe Kortikalis ausgedünnt, zystische Aufhellung im Bereich der ehemaligen Osteotomie (T27). Röntgenbild vor **(a)** und nach **(b)**. Entfernung der Platte

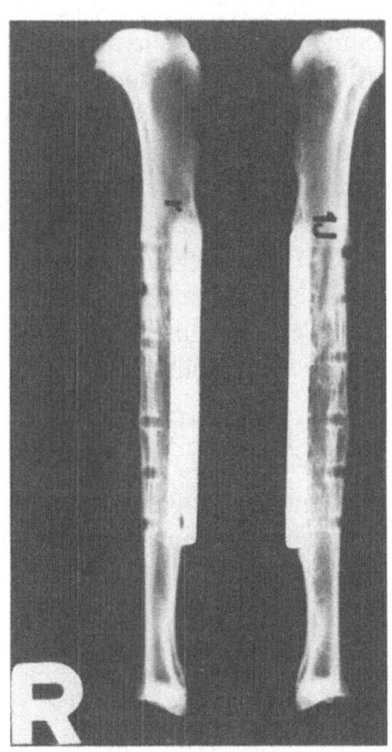

Abb. 19. Kontrolltier, Überlebenszeit 1 Jahr (010). Deutlicher „Spongiosierungseffekt", Knochen zystisch aufgehellt.

7.2 Biegeversuche

In den Tabellen 3 – 8 (S. 56 – 59) sind die Ergebnisse der Biegeversuche zusammengefaßt; F gibt die jeweils dem Kraft-Weg-Diagramm entnommene Bruchlast in Newton an, d_1 und d_2 [mm] sind mit der Schiebelehre gemessener größter und kleinster Knochendurchmesser im ehemaligen Osteotomiebereich (kleine Kallusaufwerfungen, die gelegentlich beidseits der Platte zu finden sind, wurden vorher entfernt). X [mm] gibt den Stempelweg bis zum Knochenbruch an, ist also ein Maß für die Knochendurchbiegung im Stempelaufsatzbereich (evtl. „innere Wege" des Systems, d. h. im Kraftaufnehmer, werden dabei vernachlässigt, ebenfalls mögliche Beeinflussung durch die Gummiplättchen im Kraftüberträger). Zur angenäherten Ermittlung des Anstiegs der Bruchlastkurve (Maß für die Steifigkeit des Knochens) wurde der nahezu lineare Teil zeichnerisch durch eine Gerade approximiert, der Anstieg abgelesen und auf Kraftänderung pro Millimeter tatsächlicher Knochendurchbiegung umgerechnet

$$\left[\frac{\Delta F}{\Delta X} \left(\frac{N}{mm} \right) \right].$$

Ferner wurde das auf den Knochen angreifende Moment

$$\left(M_B = a \cdot \frac{F}{2} \right)$$

berechnet (a = wirksamer Hebelarm in Zentimeter, a = 24 cm). a und Angriffswinkel von F werden als konstant vorausgesetzt.

Dem Kontrollversuch (s. Tabelle 3) ist zu entnehmen, daß statistisch zwischen der Biegestabilität der linken ($M_B = 5{,}70 \pm 0{,}50$ Nm) und rechten Tibia ($M_B = 5{,}66 \pm 0{,}38$ Nm) unbehandelter Kontrolltiere kein Unterschied besteht: 5mal erwies sich die rechte Tibia stabiler, 5mal die linke. Wie aus der Differenz $M_{Bre} - M_{Bli}$ (Tabelle 3) ersichtlich, kann der intraindividuelle Unterschied im Einzelfall 20% des maximalen Biegemoments betragen (6,24 Nm rechts zu 5,17 Nm links bei Versuchstier B01); i. allg. liegt die Differenz im Seitenvergleich unter 10%. In den folgenden Tabellen 4 – 6 wurden daher nur Seitenunterschiede gewertet (mit + bzw. – gekennzeichnet), die 10% des maximalen Biegemoments des jeweiligen Knochenpaares (bezogen auf den kleineren Wert) überschritten.

Um die interindividuelle Streuung zu verringern, wurden axiales Trägheitsmoment I_a, axiales Widerstandsmoment W_a und Biegespannung δ_B (Biegespannung am Rand, maximaler Wert) errechnet und damit die Belastung auf den Knochenquerschnitt bezogen (Tabelle 4). Die Kaninchentibia wurde durch ein Rohr mit dem Außendurchmesser

$$D = \frac{D_1 + D_2}{2}$$

(D_1 und D_2: größter und kleinster äußerer Wanddurchmesser im Osteotomiebereich) und der konstanten Wandstärke z = 1,8 mm approximiert (innerer Durchmesser des Rohres also d = D – 2 z).

$$I_a = \frac{\pi}{64} (D^4 - d^4)$$

$$W_a = \frac{I_a}{D/2} = \frac{\pi}{32} \frac{D^4 - d^4}{D}$$

$$\delta_B = \frac{M_B}{W_a}$$

Wie aus Tabelle 4 ersichtlich, wird die Streubreite dabei jedoch nicht wesentlich verändert (gleicher relativer Fehler von $\overline{\delta}_B$ und $\overline{M}_B$). Auf die möglichen Ursachen (Darstellung des Knochens als ein Rohr zu ungenau) wird in der Diskussion eingegangen. In den Tabellen 5 – 14 wird die Biegespannung daher nicht mehr berücksichtigt.

Wie im Histogramm (Abb. 20) und in Tabelle 8 zusammenfassend dargestellt, ergibt sich für den Vergleich von Kontakt- und Spaltheilung:

1) Nach 4 Wochen ist die Kontaktheilung im Vergleich zur Spaltheilung stabiler (statistisch signifikant; $M_{B(li)} = 0,96 \pm 0,44$ Nm, $M_{B(re)} = 1,15 \pm 0,50$ Nm).
   Nach 8 Wochen ist die Spaltheilung im Vergleich zur Kontaktheilung stabiler (statistisch signifikant; $M_{B(li)} = 2,66 \pm 0,50$ Nm, $M_{B(re)} = 2,18 \pm 0,47$ Nm).
   Nach 12 Wochen besteht kein signifikanter Unterschied zwischen Spalt- und Kontaktheilung bezüglich der Biegestabilität
   ($M_{B(li)} = 3,03 \pm 0,48$ Nm, $M_{B(re)} = 2,89 \pm 0,77$ Nm).
   (Statistische Absicherung der Differenzen zwischen 2 Verfahren mit dem Zeichentest. Differenzen unter 10% wurden vorher eliminiert. Signifikanzniveau $p \leq 0,1$)
2) Der Stabilitätsgewinn ist in den ersten 8 Wochen am größten, steigt dann nur noch wenig an. Er ist zwischen der 4. und 8. Woche statistisch signifikant für beide Heilungsarten (statistische Absicherung der Differenzen zwischen 2 Zeitpunkten beim gleichen Verfahren durch den Wilcoxon-Test für 2 Stichproben, s. Tabelle 8). Zwischen der 8. und 12. Woche besteht bei der Spaltheilung kein signifikanter Festigkeitsgewinn, jedoch bei der Kontaktheilung ($p \leq 0,05$). Die Festigkeit des Knochens von Kontrolltieren wird nicht erreicht.
3) Trotz röntgenologisch und mikroradiographisch völlig durchgebauter Fraktur und ständiger Vollbelastung werden nur etwas über 50% der Ausgangsstabilität erreicht (Ursache: Spongiosierungseffekt, Stabilitätsverlust durch Schraubenlöcher).

In Tabelle 8 sind zusätzlich jeweils Minimum und Maximum sowie Medianwert der Bruchlast in den einzelnen Versuchsgruppen angegeben. Auffallend sind die erheblichen Schwankungen der Biegestabilität 4 Wochen nach der Osteosynthese (Minimalwert 0,20 Nm, Maximalwert 1,58 Nm nach Spaltheilung, 0,29 bzw. 1,92 Nm nach Kontaktheilung).

In Abb. 21 sind die mittleren Bruchlastkurven des Biegeversuchs graphisch dargestellt (zeichnerisch konstruiert aus mittlerem Anstieg, mittlerer Bruchlast und mittlerer Durchbiegung bei Fraktur). Mit steigender Überlebenszeit nähern sich die Bruchlastkurven der operierten Tiere der Kontrollgruppe, d. h. die Steilheit im linearen Teil gleicht sich an, die Endfestigkeit wird jedoch nicht erreicht. Interessant ist der steilere Anstieg der Kontaktheilung im Vergleich zur Spaltheilung nach 4 Wochen (die direkte Verzahnung durch Osteone bewirkt offenbar eine steifere Verbindung im Osteotomiebereich in der Frühphase der Knochenheilung). Nach 8 und mehr noch nach 12 Wochen erfolgt eine Angleichung der Kurven.

7.3 Torsionsversuche

Die Tabellen 9 – 14 (S. 60 – 63) zeigen die Ergebnisse der Torsionsversuche. F ist die dem Kraft-Weg-Diagramm entnommene Bruchlast in Newton, d_1 und d_2 sind die mit der Schiebe-lehre gemessenen größten bzw. kleinsten Knochendurchmesser im Osteotomiebereich (in Millimeter). X' ist hier der korrigierte Stempelvorschub bis zum Knochenbruch. Da die Kraftübertragung vom Aufnehmer zum Knochen hier über einen Faden läuft, muß dessen Charakteristik berücksichtigt werden. In einem Kontrollversuch wurde bei fest arretierter Aluminiumscheibe, ansonsten identischem Versuchsaufbau, die Kennlinie des 60 cm langen Perlonfadens aufgenommen. Bei 10 Belastungsversuchen ergab sich ein nahezu identischer Kurvenverlauf (identischer linearer Anstieg der Dehnung bei Belastung, Rückgang der Dehnung auf den Ausgangswert bei Entlastung, keine unter den gegebenen Versuchsbedingungen meßbare Hysterese). Der mittlere Anstieg bei 10 Versuchen ergab sich zu

$$\frac{\Delta F}{\Delta X} = 5,53 \text{ N/mm (relativer Fehler } \pm 6,5\%)$$
$$\text{(also: 5,5 N dehnen den Faden um 1 mm).}$$

Gehört zur Bruchlast F_1 die Auslenkung X_1 im Diagramm, dann sind $X = \dfrac{F_1}{5,53}$ mm

durch Fadendehnung und nur der Vorschub $X' = X_1 - X$ durch Drehung des Aluminium-rades verursacht. Für den Torsionswinkel $\hat{\alpha}$ (Bogenmaß) ergibt sich bei einem wirksamen Radius des Aluminiumrades von $r = 19{,}25$ mm:

$$\hat{\alpha} = \frac{X}{19,25} \approx \sin\alpha \text{ (für kleine Winkel).}$$

Der mittlere Kurvenanstieg $\dfrac{\Delta F}{\Delta X}$ wurde dem linearen Bruchlastdiagramm entnommen.

ΔX ist dabei der Stempelweg in Millimeter (also nicht der korrigierte X'-Wert). (Trotz des linearen Verlaufs der Bruchlastkurven beim Torsionsversuch wurden zur Ermittlung der Anstiegssteilheit nicht der Quotient aus Bruchlast und dazugehöriger Auslenkung gewählt, da durch Inzisuren („Zacken") im Kurvenverlauf (Teileinbrüche) die Anstiegssteilheit fälschlich zu gering bewertet würde.

Das überlagerte konstante Biegemoment ergibt sich aus dem Eigengewicht des Knochens ($\approx$ 3 g), dem Gewicht der Aluminiumscheibe (28 g) sowie des Palacoszylinders (2 g) und dem wirksamen Hebelarm (Knochenlänge 42 mm), es wird nicht weiter berücksichtigt.

Nach Tabelle 9 besteht im Seitenvergleich kein Stabilitätsunterschied bei unbehandelten Kontrolltieren [$M_{T(li)}$ = 1,77 $\pm$ 0,19 Nm, $M_{T(re)}$ = 1,83 $\pm$ 0,21 Nm]. Obwohl die Mittelwerte eng beieinander liegen, können die intraindividuellen [$M_{T(re)} - M_{T(li)}$ = 0,31 Nm bei Versuchstier TO3, $M_{T(li)}$ = 1,50 Nm] sowie die interindividuellen [$M_{T(re)}$ = 2,27 Nm bei Versuchstier TO7, $M_{T(li)}$ = 1,54 Nm bei Versuchstier TO8] Schwankungen erheblich sein.

Auch hier wurde versucht, interindividuelle Abweichungen, die vom Knochenquerschnitt abhängen, durch Berechnung der Spannung τ_{max} zu eliminieren:

$$\tau_{max} = \frac{M_t}{W_t} \cdot$$

W_t = Widerstandsmoment gegen Verdrehung.

Der Knochen wurde wiederum durch einen Hohlzylinder mit konstanter Wanddicke $z = 1,8$ mm approximiert:

$$I_1 = I_p = \frac{\pi}{32} (D^4 - d^4),$$

$$W_t = \frac{I_p}{D/_2} = \frac{\pi}{16} \cdot \frac{D^4 - d^4}{D} \cdot$$

I_p = polares Trägheitsmoment, I_t = Flächenträgheitsmoment gegen Verdrehung.

Da sich die Streuung auch hier nicht wesentlich verminderte (Tabelle 9), wurde τ_{max} nicht weiter berechnet.

Für die Ermittlung bestehender Differenzen zwischen den Verfahren (Kontakt- und Spaltheilung) nach dem Zeichentest wurden Seitenunterschiede <10% eliminiert (bezogen auf das jeweils kleinere Torsionsmoment).

Die Abb. 23 (S. 65) zeigt graphisch die mittleren Bruchlastkurven der Torsionsversuche (konstruiert aus mittlerem Anstieg, mittlerer Bruchlast und mittlerer Torsion). Aufgetragen ist wirkende Kraft F (hier wirkendes Torsionsmoment) gegen Vorschub des Kraftaufnehmers [mm] bzw. Torsionswinkel des Knochens. Es ergibt sich (vgl. auch Histogramm in Abb. 22):

1) a) Nach 4 Wochen ist die Kontaktheilung im Vergleich zur Spaltheilung stabiler (statistisch signifikant).
$M_{T(li)} = 0,49 \pm 0,21$ Nm $\qquad M_{T(re)} = 0,65 \pm 0,28$ Nm.

 b) Nach 8 Wochen ist in 6 von 10 Fällen die Spaltheilung stabiler als die Kontaktheilung, der Unterschied läßt sich statistisch nicht sichern.
$M_{T(li)} = 1,46 \pm 0,41$ Nm $\qquad M_{T(re)} = 1,36 \pm 0,42$ Nm.

 c) Nach 12 Wochen besteht kein signifikanter Unterschied zwischen Spalt- und Kontaktheilung bezüglich der Torsionsstabilität.
$M_{T(li)} = 1,58 \pm 0,41$ Nm $\qquad M_{T(re)} = 1,61 \pm 0,37$ Nm.

2) Der Stabilitätsgewinn ist in den ersten 8 Wochen am größten, wächst dann nur noch gering (zwischen $t = 4$ und $t = 8$ Wochen ist der Stabilitätsunterschied signifikant, nicht zwischen $t = 8$ und $t = 12$ Wochen).

3) Bezüglich einwirkendem Torsionsmoment werden nach 12 Wochen Heilungsdauer ca. 91% der Stabilität von Kontrollknochen erreicht. Die Stabilitätsdifferenz dürfte hier hauptsächlich allein als Folge von Spongiosierungseffekten zu erklären sein. Im Gegensatz zum Biegeversuch liegen hier weniger Schraubenlöcher im belasteten Bereich.

In Tabelle 14 (S. 63) sind für die einzelnen Versuchsgruppen nochmals die Mittelwerte zusammengestellt, ferner sind jeweils maximaler und minimaler Wert und Median angegeben.

Gemäß Abb. 23 nähern sich auch hier die Bruchlastkurven denen der Kontrolltiere; interessant ist hier ebenfalls der deutlich steilere Anstieg bei Kontaktheilung im Vergleich zur Spaltheilung nach 4 Wochen (vgl. Biegeversuch).

In Abb. 24 und 25 sind für jedes Tier maximales Biegemoment bzw. Torsionsmoment rechts gegen links aufgetragen. Es zeigt sich anschaulich, wie oft jeweils Spalt- bzw. Kontaktheilung stabiler war. Die Abb. 26 – 29 (S. 67 – 68) zeigen schließlich Knochenpräparate nach dem Belastungstest. Nach 4 Wochen erfolgt die Fraktur im Osteotomiebereich, nach $t = 8$ Wochen zumindest teilweise. Nach 12 Wochen zersplittert der Knochen scharfzackig, während unbehandelte Kontrolltiere einen relativ glatt begrenzten Spiralbruch erleiden.

Tabelle 3. Bruchfestigkeit nach Spalt- und Kontaktheilung. *Biegeversuch.* Kontrolle, n = 10. *F:* Bruchlast, d_1, d_2: größter und kleinster Knochendurchmesser im Osteotomiebereich, *X*: Knochenauslenkung, $\frac{\Delta F}{\Delta X}$: mittlerer Anstieg der Bruchlastkurve, M_B: wirksames Moment. Angegeben sind ferner Mittelwert und Standardabweichung (Stempelvorschub 50 mm/min)

| | Links | | | | | Rechts | | | | | Links | Rechts | |
	F [N]	D_1 [mm]	D_2 [mm]	X [mm]	$\frac{\Delta F}{\Delta X}$ [N/mm]	F [N]	D_1 [mm]	D_2 [mm]	X [mm]	$\frac{\Delta F}{\Delta X}$ [N/mm]	M_B [Nm]	M_B [Nm]	$M_{B(re)} - M_{B(li)}$ [Nm]
B01	520	6,2	7,3	2,6	260	472	6,2	7,3	2,5	240	6,24	5,17	−1,07
B02	408	6,1	7,1	2,6	200	400	6,1	7,1	2,5	200	4,90	4,80	−0,10
B03	422	6,4	7,4	1,8	290	488	6,5	7,4	2,7	240	5,07	5,86	0,79
B04	510	6,5	7,5	2,8	280	520	6,5	7,6	2,8	280	6,12	6,24	0,12
B05	526	6,2	7,4	2,3	300	474	6,1	7,4	2,8	230	6,31	5,69	−0,62
B06	520	6,5	7,8	2,7	260	490	6,5	7,7	2,4	270	6,24	5,88	−0,36
B07	454	6,4	7,4	2,4	230	470	6,3	7,4	2,6	230	5,45	5,64	0,19
B08	438	6,3	7,5	2,6	240	452	6,3	7,2	2,7	260	5,26	5,43	0,17
B09	468	6,2	7,4	2,8	280	484	6,5	7,4	2,9	200	5,62	5,81	0,19
B10	480	6,1	7,3	2,5	250	464	6,2	7,0	1,9	300	5,26	5,07	−0,19
	475±44			2,5 ±0,3	259 ±30	471±31			2,6 ±0,3	245 ±33	5,70 ±0,50	5,66±0,38	

Tabelle 4. Biegeversuch, Kontrolle. Berechnung von axialem Trägheitsmoment I_a, axialem Widerstandsmoment W_a und Biegespannung σ_B. Die Kaninchentibia ist durch ein Rohr mit konstanter Wandstärke von 1,8 mm, Außendurchmesser $D = \frac{D_1 + D_2}{2}$, Innendurchmesser $d = D - 2 \cdot 1,8$ approximiert

| | Links | | | Rechts | | | |
	I_A [mm⁴]	W_A [mm³]	σ_B [Nmm²]	I_A [mm⁴]	W_A [mm³]	σ_B [Nmm²]	$\sigma_{RE} - \sigma_{LI}$ [Nmm²]
B01	99,8	29,4	213	99,8	29,4	176	−37
B02	89,2	27,0	181	89,2	27,0	178	− 3
B03	105,5	30,6	166	111,3	31,8	184	18
B04	111,3	31,8	193	117,4	33,1	189	− 4
B05	99,8	29,4	215	117,4	33,1	194	−21
B06	123,7	34,4	182	117,4	33,1	178	− 4
B07	105,5	30,6	178	105,5	30,6	185	7
B08	105,5	30,6	172	99,8	29,4	185	13
B09	99,8	29,4	191	111,3	31,8	183	− 8
B10	94,4	28,2	187	89,2	27,0	188	1
			188±16			184±6	

Tabelle 5. *Biegeversuch.* Überlebenszeit t = 4 Wochen. *Rechts:* Kontaktheilung, *links:* Spaltheilung, n = 10. *F:* Bruchlast, d_1, d_2 : größter und kleinster Knochendurchmesser im Osteotomiebereich, *X:* Knochenauslenkung, $\frac{\Delta F}{\Delta X}$: mittlerer Anstieg der Bruchlastkurve, M_B: wirksames Moment. Angegeben sind ferner Mittelwert und Standardabweichung (Stempelvorschub 50 mm/min)

	Links					Rechts					Links	Rechts	
	F [N]	d_1 [mm]	d_2 [mm]	X [mm]	$\frac{\Delta F}{\Delta X}$ [N/mm]	F [N]	d_1 [mm]	d_2 [mm]	X [mm]	$\frac{\Delta F}{\Delta X}$ [N/mm]	M_B [Nm]	M_B [Nm]	$M_{B(re)} - M_{B(li)}$ [Nm]
B01	98	6,5	7,6	1,1	200	138	6,7	7,8	1,0	180	1,18	1,66	0,48 (+)
B02	56	6,8	7,5	2,0	90	74	6,7	7,5	1,6	100	0,67	0,89	0,22 (+)
B03	98	7,1	8,2	1,4	100	73	7,0	8,2	1,0	150	1,18	0,88	−0,30 (−)
B04	132	6,7	8,0	1,5	110	160	7,0	8,0	1,4	120	1,58	1,92	0,34 (+)
B05	37	6,1	7,3	1,4	50	54	6,2	7,3	1,7	40	0,44	0,64	0,21 (+)
B06	88	6,3	7,9	1,0	100	134	6,4	7,9	1,3	150	1,06	1,61	0,55 (+)
B07	124	7,1	8,1	1,6	120	92	7,1	8,2	0,9	90	1,49	1,10	−0,39 (−)
B08	17	6,1	7,6	1,8	40	24	6,1	7,6	1,9	90	0,20	0,29	0,09 (+)
B09	84	6,8	8,0	1,5	60	89	6,8	8,0	1,2	80	1,01	1,07	0,06 (0)
B10	65	6,6	7,5	2,1	40	119	6,7	7,5	2,0	50	0,78	1,43	0,65 (+)
	80±37			1,5 ±0,4	91 ±48	96±42			1,4 ±0,4	105 ±45	0,96 ±0,44	1,15±0,50	s.

Tabelle 6. *Biegeversuch.* Überlebenszeit t = 8 Wochen. *Rechts:* Kontaktheilung, *links:* Spaltheilung, n = 10. *F:* Bruchlast, d_1, d_2 : größter und kleinster Knochendurchmesser im Osteotomiebereich, *X:* Knochenauslenkung, $\frac{\Delta F}{\Delta X}$: mittlerer Anstieg der Bruchlastkurve, M_B wirksames Moment. Angegeben sind ferner Mittelwert und Standardabweichung (Stempelvorschub 50 mm/min)

	Links					Rechts					Links	Rechts	
	F [N]	d_1 [mm]	d_2 [mm]	X [mm]	$\frac{\Delta E}{\Delta X}$ [N/mm]	F [N]	d_1 [mm]	d_2 [mm]	X [mm]	$\frac{\Delta E}{\Delta X}$ [N/mm]	M_B [Nm]	M_B [Nm]	$M_{B(re)} - M_{B(li)}$ [Nm]
B11	240	6,7	8,3	1,2	170	148	6,8	8,3	2,0	250	2,88	1,78	−1,10 (−)
B12	232	6,8	7,7	1,5	200	136	6,8	7,7	1,9	250	2,78	1,68	−1,10 (−)
B13	238	6,9	8,0	1,8	210	168	6,9	8,0	1,7	190	2,86	2,02	−0,84 (−)
B14	300	6,9	8,2	2,0	220	272	7,0	8,1	1,5	260	3,60	3,26	−0,34 (−)
B15	171	6,4	7,8	2,3	120	164	6,5	7,8	1,8	190	2,05	1,97	−0,08 (0)
B16	200	6,5	8,0	1,3	270	216	6,4	8,1	1,3	250	2,40	2,59	0,19 (0)
B17	144	6,5	7,8	1,7	230	166	6,5	7,9	1,3	240	1,85	1,99	0,14 (0)
B18	207	6,5	7,9	1,8	210	175	6,5	7,9	1,9	150	2,48	2,10	−0,38 (−)
B19	255	7,1	8,0	2,1	130	200	7,1	8,1	1,7	190	3,06	2,40	−0,66 (−)
B20	220	6,7	7,6	1,5	180	172	6,7	7,7	1,1	210	2,64	2,06	−0,48 (−)
	221±44			1,7 ±0,3	194 ±46	182±39			1,6 ±0,3	218 ±37	2,66 ±0,50	2,18±0,47	s.

Tabelle 7. *Biegeversuch.* Überlebenszeit t = 12 Wochen. *Rechts:* Kontaktheilung, *links:* Spaltheilung, n = 10. *F:* Bruchlast, d_1, d_2 : größter und kleinster Knochendurchmesser im Osteotomiebereich, *X:* Knochenauslenkung, $\frac{\Delta F}{\Delta X}$: mittlerer Anstieg der Bruchlastkurve, M_B: wirksames Moment. Angegeben sind ferner Mittelwert und Standardabweichung (Stempelvorschub 50 mm/min)

	Links					Rechts					Links	Rechts	
	F [N]	d_1 [mm]	d_2 [mm]	X [mm]	$\frac{\Delta F}{\Delta X}$ [N/mm]	F [N]	d_1 [mm]	d_2 [mm]	X [mm]	$\frac{\Delta E}{\Delta X}$ [N/mm]	M_B [Nm]	M_B [Nm]	$M_{B(re)} - M_{B(li)}$ [Nm]
B21	236	6,2	7,9	2,0	210	170	6,3	7,9	1,4	190	2,88	2,04	−0,84 (−)
B22	290	6,5	7,9	2,0	220	172	6,5	7,9	1,7	230	3,48	2,07	−1,41 (−)
B23	224	6,1	7,8	1,6	200	166	6,2	7,9	1,6	140	2,69	1,99	−1,70 (−)
B24	200	6,3	7,9	1,2	250	362	6,3	7,9	1,9	270	2,40	4,35	1,95 (+)
B25	230	6,8	7,9	1,3	270	262	6,9	7,9	1,8	180	2,76	3,15	0,39 (+)
B26	256	7,0	8,1	1,5	250	276	6,9	8,1	2,0	210	3,07	3,31	0,24 (0)
B27	328	7,1	8,3	1,8	200	244	7,1	8,3	2,0	260	3,94	2,98	−0,96 (−)
B28	282	7,0	8,0	2,2	270	301	7,1	8,0	2,0	180	3,39	3,61	0,22 (0)
B29	210	6,8	7,8	2,0	220	251	6,9	7,8	2,4	260	2,52	3,01	0,49 (+)
B30	264	6,5	7,7	2,3	190	200	6,5	7,8	2,2	270	3,17	2,40	−0,77 (−)
	252±40			1,8 ±0,4	228 ±30	250±60			1,9 ±0,3	219 ±46	3,03 ±0,48	2,89±0,77	N.S.

Tabelle 8. Biegeversuch, Zusammenfassung der Ergebnisse. Angegeben sind Mittelwert mit Standardabweichung, Maximal- und Minimalwert sowie Medianwert. Statistische Auswertung mit Zeichentest (Differenzen zwischen Kontakt- und Spaltheilung zur gleichen Zeit) und Wilcoxon-Test (Differenzen zwischen 2 Zeitpunkten beim gleichen Verfahren)

T [Wochen]	Differenzen zwischen 2 Zeitpunkten (Wilcoxon-Test) $p \leq 0.05$	Links (Spaltheilung) M_B [Nm]			Differenzen zwischen 2 Verfahren (Zeichentest) $p \leq 0.10$	Rechts (Kontaktheilung) M_B [Nm]			Differenzen zwischen 2 Zeitpunkten (Wilcoxon-Test) $p \leq 0.05$	T [Wochen]
		Mittelwert M_B	Minimum Maximum	Median M_B		Median M_B	Minimum Maximum	Mittelwert M_B		
4		0,96±0,44	0,20 1,58	1,04	s.	1,09	0,29 1,92	1,15±0,50		4
	> s. <								> s. <	
8		2,66±0,50	1,85 3,60	2,71	s.	2,04	1,68 3,26	2,18±0,47		8
	> n.s. <								> s. <	
12		3,03±0,48	2,40 3,94	2,98	n.s.	3,00	1,99 4,35	2,89±0,77		12
	> s. <								> s. <	
Kontrolle		5,70±0,50	4,90 6,31	5,54	n.s.	5,67	4,80 6,24	5,66±0,38		Kontrolle

Tabelle 9. *Torsionsversuch.* Kontrolle, n = 10. *F:* Bruchlast, d_1, d_2: größter und kleinster Knochendurchmesser im Osteotomiebereich, *X':* korrigierte Auslenkung, α: Torsionswinkel (Bogenmaß), $\dfrac{\Delta F}{\Delta X}$: Anstieg der Bruchlastkurve (graphisch ermittelt), M_T: wirksames Moment. (Stempelvorschub 100 mm/min)

| | Links | | | | | | Rechts | | | | | | Links | Rechts | |
	F [N]	d_1 [mm]	d_2 [mm]	X' [mm]	$\hat\alpha$	$\dfrac{\Delta F}{\Delta X}$ [N/mm]	F [N]	d_1 [mm]	d_2 [mm]	X' [mm]	$\hat\alpha$	$\dfrac{\Delta F}{\Delta X}$ [N/mm]	M_T [Nm]	M_T [Nm]	$M_{T(re)} - M_{B(li)}$ [Nm]
T01	94	6,8	8,1	5,0	0,26	5,2	88	6,8	8,0	4,6	0,24	5,1	1,81	1,69	−0,12
T02	91	7,4	7,8	4,0	0,20	4,8	100	7,4	7,8	4,2	0,22	4,8	1,77	1,93	0,16
T03	78	7,0	8,4	4,2	0,22	5,6	94	7,1	8,4	5,8	0,30	5,1	1,50	1,81	0,31
T04	94	7,1	8,3	6,6	0,34	5,3	96	7,1	8,2	6,6	0,34	5,3	1,81	1,85	0,04
T05	108	7,3	8,6	5,8	0,30	5,3	104	7,3	8,4	3,4	0,18	5,3	2,08	2,00	−0,08
T06	86	6,7	7,8	5,0	0,26	4,8	90	6,6	7,7	5,2	0,28	5,1	1,66	1,73	0,07
T07	108	7,0	8,2	6,6	0,34	4,1	118	7,2	8,2	3,2	0,16	5,6	2,08	2,27	0,19
T08	84	7,2	8,4	6,6	0,34	4,8	80	7,2	8,4	5,6	0,30	5,1	1,62	1,54	−0,08
T09	90	7,5	7,9	4,8	0,24	5,2	86	7,5	7,9	4,6	0,24	4,8	1,73	1,66	−0,07
T10	86	6,8	7,8	4,8	0,24	5,2	92	6,8	7,7	6,6	0,34	5,1	1,66	1,77	0,11
	92±10			5,4±1,0		5,0 ±0,4	95±11					5,0±1,2	5,1 ±1,0	1,77 ±0,19	1,83±0,21	

Tabelle 10. Torsionsversuch, Kontrolle. Berechnung von polarem Trägheitsmoment I_p, Widerstandsmoment W_t und Torsionsspannung τ_{max}. Die Kaninchentibia ist durch ein Rohr mit konstanter Wandstärke von 1,8 mm, Außendurchmesser $D = \dfrac{D_1 + D_2}{2}$: Innendurchmesser $d = d - 2 \cdot 1{,}8$ approximiert

| | Links | | | Rechts | | | Links | Rechts |
	I_P [mm^4]	W_T [mm^3]	τ_{max} [N/mm^2]	I_P [mm^4]	W_T [mm^3]	τ_{max} [N/mm^2]	$\tau_{re} - \tau_{li}$ [N/mm^2]	
T01	140,4	37,7	48,0	137,0	37,0	45,7	−2,3	
T02	151,2	39,8	44,5	151,2	39,8	48,5	−4,0	
T03	158,7	41,2	36,4	162,5	41,9	43,2	6,8	
T04	158,7	41,2	43,9	155,0	40,5	45,7	1,8	
T05	178,5	44,9	46,3	170,4	43,4	46,1	−0,2	
T06	126,9	35,0	47,4	120,5	31,9	54,2	6,8	
T07	151,2	79,8	52,3	158,7	41,2	55,1	2,8	
T08	166,4	42,7	38,0	166,4	42,7	36,1	−1,9	
T09	158,7	41,2	42,0	158,7	41,2	40,3	−1,7	
T10	130,2	35,7	46,5	126,9	35,0	50,6	4,1	
			44,5±4,8			46,6±5,9		

Tabelle 11. *Torsionsversuch.* Überlebenszeit t = 4 Wochen. *Rechts:* Kontaktheilung, *links:* Spaltheilung; n = 10. *F:* Bruchlast, d_1, d_2: größter und kleinster Knochendurchmesser im Osteotomiebereich, X': korrigierte Auslenkung, $\hat{\alpha}$: Torsionswinkel (Bogenmaß), $\dfrac{\Delta F}{\Delta X}$: Anstieg der Bruchlastkurve (graphisch ermittelt), M_T wirksames Moment (Stempelvorschub 100 mm/min)

	Links						Rechts							Links	Rechts	
	F [N]	d_1 [mm]	d_2 [mm]	X' [mm]	$\hat{\alpha}$	$\dfrac{\Delta F}{\Delta X}$ [N/mm]	F [N]	d_1 [mm]	d_2 [mm]	X' [mm]	$\hat{\alpha}$	$\dfrac{\Delta F}{\Delta X}$ [N/mm]	M_T [Nm]	M_T [Nm]	$M_{T(re)}-M_{T(li)}$ [Nm]
T01	7	7,1	8,4	0,6	0,03	4,6	15	7,1	8,5	1,0	0,05	5,1	0,13	0,29	0,16 (+)
T02	28	7,0	8,6	1,2	0,06	3,8	37	7,0	8,6	1,4	0,07	4,3	0,54	0,71	0,17 (+)
T03	22	6,5	7,7	1,6	0,08	4,3	56	6,4	7,7	1,0	0,05	5,1	0,42	1,08	0,66 (+)
T04	44	7,3	9,1	3,6	0,19	3,9	34	7,4	9,0	2,4	0,12	4,1	0,85	0,65	−0,20 (−)
T05	26	7,2	8,4	1,0	0,05	4,8	33	7,2	8,4	1,0	0,05	5,1	0,50	0,64	0,14 (+)
T06	33	7,0	7,9	1,4	0,07	4,8	47	7,1	8,0	1,8	0,09	4,8	0,64	0,90	0,26 (+)
T07	13	6,8	8,4	1,6	0,08	4,6	26	6,7	8,4	2,2	0,11	4,6	0,25	0,50	0,25 (+)
T08	23	6,7	8,0	1,4	0,07	4,3	12	6,7	8,0	1,6	0,08	4,1	0,44	0,23	−0,21 (−)
T09	24	6,9	7,8	1,4	0,07	4,3	29	6,9	7,7	0,8	0,04	4,9	0,46	0,56	0,10 (+)
T10	36	6,9	8,0	1,4	0,07	4,3	50	6,9	8,0	1,2	0,06	4,8	0,69	0,96	0,30 (+)
	26±11			1,6±0,8		4,4 ±0,3	34±14			1,4±0,6		4,7 ±0,4	0,49 ±0,21	0,65±0,28		s.

Tabelle 12. *Torsionsversuch.* Überlebenszeit t = 8 Wochen. *Rechts:* Kontaktheilung, *links:* Spaltheilung; n = 10. *F:* Bruchlast, d_1, d_2: größter und kleinster Knochendurchmesser im Osteotomiebereich, X': korrigierte Auslenkung, $\hat{\alpha}$: Torsionswinkel (Bogenmaß), $\dfrac{\Delta F}{\Delta X}$: Anstieg der Bruchlastkurve (graphisch ermittelt), M_T: wirksames Moment (Stempelvorschub 100 mm/min)

	Links						Rechts							Links	Rechts	
	F [N]	d_1 [mm]	d_2 [mm]	X' [mm]	$\hat{\alpha}$	$\dfrac{\Delta F}{\Delta X}$ [N/mm]	F [N]	d_1 [mm]	d_2 [mm]	X' [mm]	$\hat{\alpha}$	$\dfrac{\Delta F}{\Delta X}$ [N/mm]	M_T [Nm]	M_T [Nm]	$M_{T(re)}-M_{T(li)}$ [Nm]
T11	96	6,9	8,0	1,2	0,06	4,6	84	6,9	8,0	1,6	0,08	4,1	1,85	1,62	−0,23 (−)
T12	86	7,0	7,8	1,0	0,05	5,6	49	6,9	7,8	1,8	0,09	4,1	1,66	0,94	−0,72 (−)
T13	86	7,1	8,4	1,2	0,06	4,3	78	7,1	8,5	0,8	0,04	3,9	1,66	1,50	−0,16 (−)
T14	78	6,8	8,3	4,0	0,21	5,3	74	6,9	8,3	3,0	0,16	5,3	1,50	1,42	−0,08 (0)
T15	105	7,2	8,8	3,2	0,17	5,1	116	7,2	8,8	3,0	0,16	5,3	2,02	2,23	0,21 (+)
T16	68	6,9	8,2	1,2	0,06	5,1	58	6,8	8,2	1,0	0,05	4,8	1,31	1,12	−0,19 (−)
T17	78	7,1	8,1	3,0	0,16	5,5	84	7,1	8,0	2,8	0,15	5,6	1,50	1,62	0,12 (0)
T18	79	7,0	8,0	4,2	0,22	4,8	71	7,1	8,1	4,6	0,24	4,1	1,52	1,37	−0,15 (−)
T19	42	6,6	7,6	5,0	0,26	4,1	50	6,6	7,8	4,0	0,21	4,8	0,81	0,96	0,15 (+)
T20	38	6,5	7,8	3,6	0,19	4,3	43	6,5	7,9	3,2	0,17	5,1	0,73	0,83	0,10 (+)
	76±21			2,8±1,4		4,9 ±0,5	71±22			2,6±1,4		4,7 ±0,8	1,46 ±0,41	1,36 ±0,42		N.S.

Tabelle 13. *Torsionsversuch.* Überlebenszeit t = 12 Wochen. *Rechts:* Kontaktheilung, *links:* Spaltheilung; n = 10. *F:* Bruchlast, d_1, d_2: größter und kleinster Knochendurchmesser im Osteotomiebereich, *X':* korrigierte Auslenkung, $\hat{\alpha}$: Torsionswinkel (Bogenmaß), $\frac{\Delta F}{\Delta X}$: Anstieg der Bruchlastkurve (graphisch ermittelt), M_T: wirksames Moment (Stempelvorschub 100 mm/min)

	Links						Rechts						Links	Rechts	
	F [N]	d_1 [mm]	d_2 [mm]	X' [mm]	$\hat{\alpha}$	$\frac{\Delta F}{\Delta X}$ [N/mm]	F [N]	d_1 [mm]	d_2 [mm]	X' [mm]	$\hat{\alpha}$	$\frac{\Delta F}{\Delta X}$ [N/mm]	M_T [Nm]	M_T [Nm]	$M_{T(re)}-M_{T(li)}$ [Nm]
T21	38	6,5	7,8	2,6	0,14	3,8	86	6,5	7,8	4,6	0,24	5,7	0,73	1,66	0,93 (+)
T22	72	6,6	7,3	5,0	0,26	5,3	80	6,7	7,4	5,4	0,28	5,3	1,39	1,54	0,15 (+)
T23	86	7,0	8,2	3,8	0,20	5,8	92	6,9	8,2	3,8	0,20	5,6	1,66	1,77	0,11 (0)
T24	86	7,2	8,0	4,8	0,25	5,3	62	7,2	8,0	4,6	0,24	5,1	1,66	1,19	−0,47 (−)
T25	94	6,9	8,2	4,2	0,22	5,1	86	7,0	8,3	3,4	0,18	5,6	1,81	1,66	−0,15 (0)
T26	112	7,1	8,6	5,6	0,29	5,1	96	7,1	8,5	4,6	0,24	4,6	2,16	1,85	−0,31 (−)
T27	61	6,8	7,9	2,8	0,15	4,8	107	6,7	7,9	5,2	0,27	5,1	1,17	2,02	0,85 (+)
T28	92	6,8	7,4	4,0	0,21	4,8	48	6,8	7,4	2,8	0,15	3,8	1,77	0,92	−0,85 (−)
T29	80	7,0	8,6	3,8	0,20	4,3	108	6,9	8,6	4,6	0,24	5,1	1,54	2,08	0,54 (+)
T30	101	7,2	8,7	5,2	0,27	6,6	72	7,1	8,7	3,8	0,20	5,3	1,94	1,39	−0,55 (−)
	82±21			4,2±1,0		5,0 ±0,6	84±19			4,3±0,8		5,5 ±0,5	1,58 ±0,41	1,61 ±0,36	N.S.

Tabelle 14. Torsionsversuch, Zusammenfassung der Ergebnisse. Angegeben sind Mittelwert mit Standardabweichung, Maximal-, Minimal- und sowie Medianwert. Statistische Auswertung mit Zeichentest (Differenzen zwischen Kontakt- und Spaltheilung zur gleichen Zeit) und Wilcoxon-Test (Differenzen zwischen 2 Zeitpunkten beim gleichen Verfahren)

T [Wochen]	Differenzen zwischen 2 Zeitpunkten (Wilcoxon-Test) $p \leq 0.05$	Links (Spaltheilung) M_T [Nm]			Differenzen zwischen 2 Verfahren (Zeichentest) $p \leq 0.10$	Rechts (Kontaktheilung) M_B [Nm]			Differenzen zwischen 2 Zeitpunkten (Wilcoxon-Test) $p \leq 0.05$	T [Wochen]
		Mittelwert M_T	Minimum Maximum	Median M_T		Median M_T	Minimum Maximum	Mittelwert M_T		
4		0,49±0,21	0,13 0,85	0,48	s.	0,65	0,23 1,08	0,65±0,28		4
	s.								s.	
8		1,46±0,41	0,73 2,02	1,51	n.s.	1,40	0,83 2,23	1,36±0,42		8
	n.s.								n.s.	
12		1,58±0,41	0,73 2,16	1,66	n.s.	1,66	0,92 2,08	1,61±0,36		12
	n.s.								n.s.	
Kontrolle		1,77±0,19	1,50 2,08	1,75	n.s.	1,79	1,54 2,27	1,83±0,21		Kontrolle

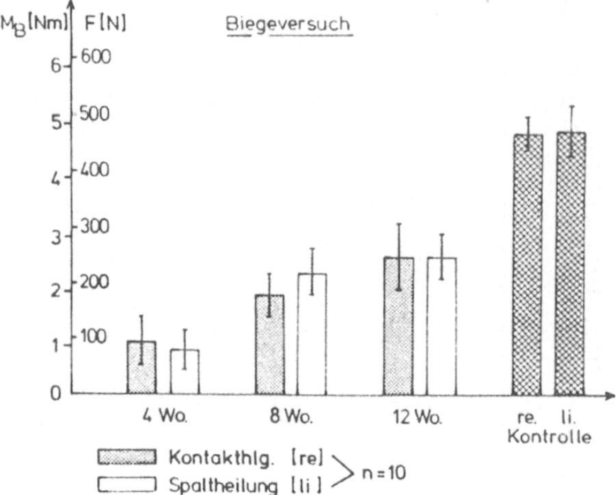

Abb. 20. Aufgebrachte Kraft F der Prüfmaschine auf die Kaninchentibia bis zum Bruch (bzw. maximales Biegemoment M_B) nach Kontakt- und Spaltheilung.
t = 4, 8 und 12 Wochen, unbehandelte Tiere als Kontrolltiere

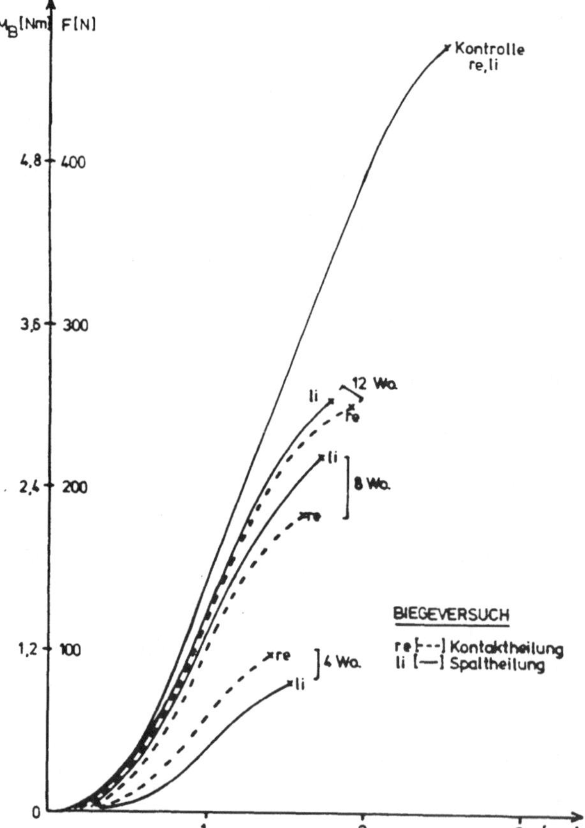

Abb. 21. Biegeverhalten bis zum Bruch der Tibia (Ordinate: ausgeübte Kraft der Prüfmaschine in Newton bzw. wirksames Biegemoment [Nm]; Abszisse: Durchbiegung des Knochens in Millimeter)

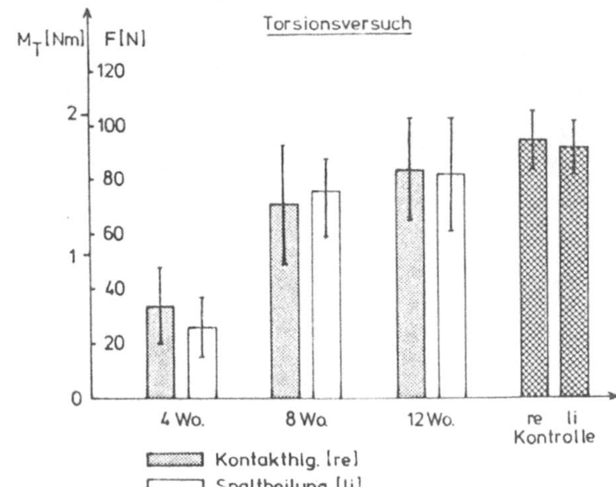

Abb. 22. Prüfung der Rotationsstabilität der Kaninchentibia nach Spalt- und Kontaktheilung. t = 4, 8 und 12 Wochen. Unbehandelte Tiere als Kontrolle. Ordinate: aufgebrachte Kraft F bis zum Bruch bzw. maximales Torsionsmoment M_T

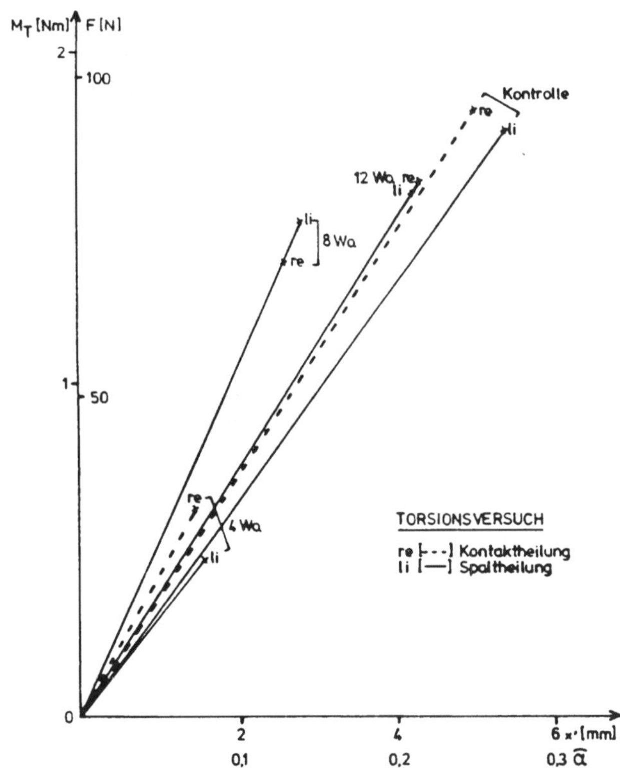

Abb. 23. Torsionsverhalten bis zum Bruch der Tibia (Ordinate: Ausgeübte Kraft F der Prüfmaschine [N] bzw. wirksames Torsionsmoment [Nm]. Abszisse: Auslenkung bzw. Auslenkungswinkel)

66

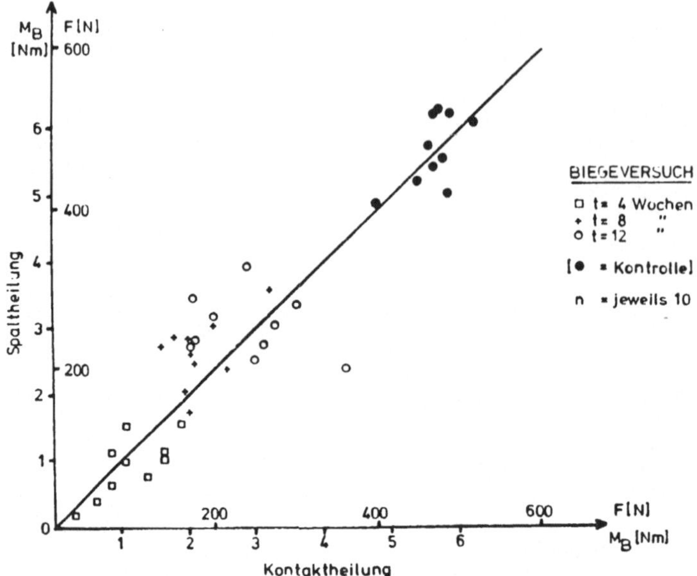

Abb. 24. Verteilungsmuster der jeweils größeren Stabilität bei Kontakt- und Spaltheilung. Maximales *Biegemoment* nach Spalt- und Kontaktheilung jedes Knochenpaares sind als Koordinaten gegeneinander aufgetragen. Jeder Punkt oberhalb der Winkelhalbierenden kennzeichnet ein Tier, wo die Kontaktheilung belastungsfähiger war als die Spaltheilung

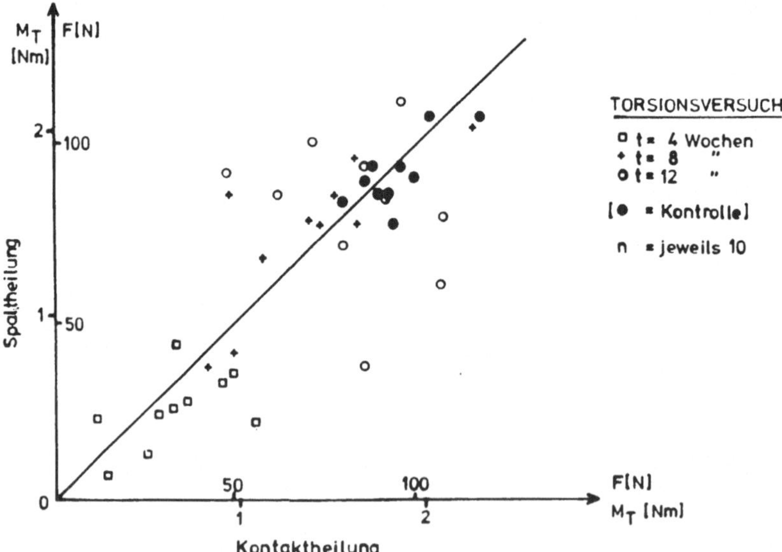

Abb. 25. Verteilungsmuster der jeweils größeren Stabilität bei Kontakt- und Spaltheilung, *Torsionsversuch.* Jeder Punkt oberhalb der Winkelhalbierenden kennzeichnet ein Tier mit belastungsfähigerer Kontaktheilung

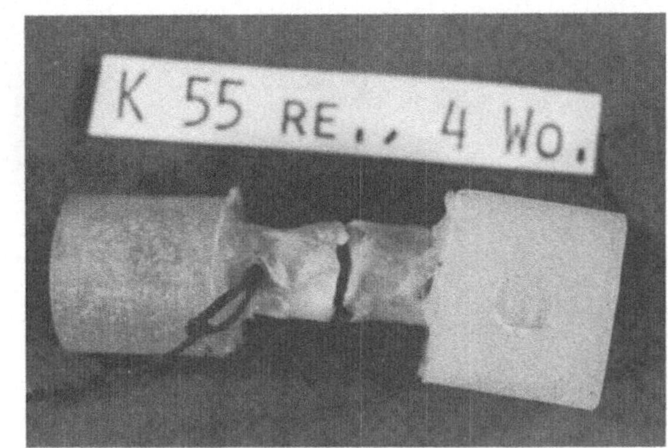

Abb. 26. Torsionsversuch, Überlebenszeit t = 4 Wochen. Die Fraktur erfolgt im Osteotomiebereich (T4 rechts)

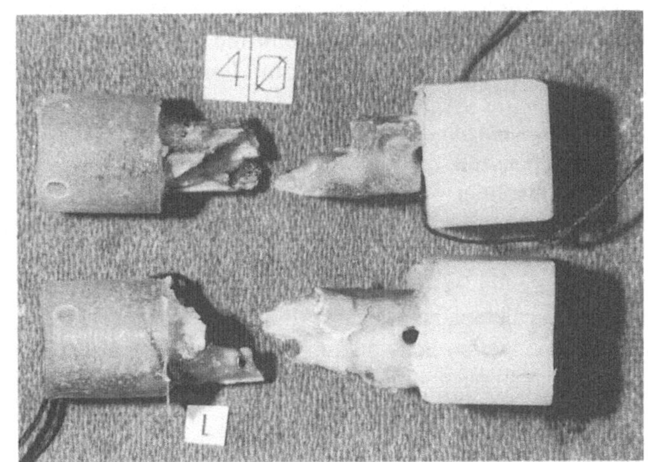

Abb. 27. Torsionsversuch, Überlebenszeit t = 8 Wochen. Fraktur hier teilweise im Frakturbereich, teilweise auch erhebliche Zersplitterung des Knochens (T12)

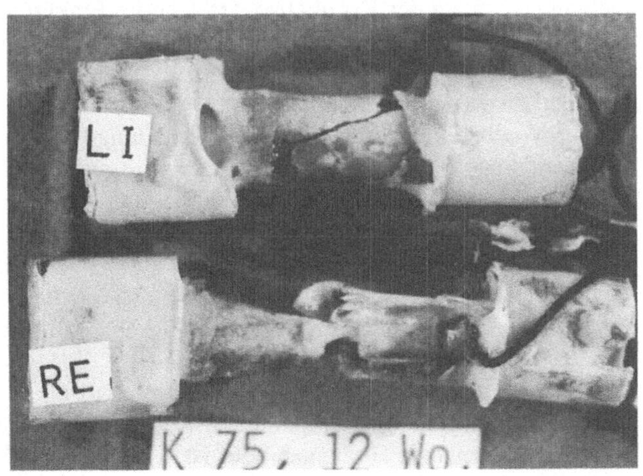

Abb. 28. Torsionsversuch, Überlebenszeit t = 12 Wochen. Knochen zersplittert (T27)

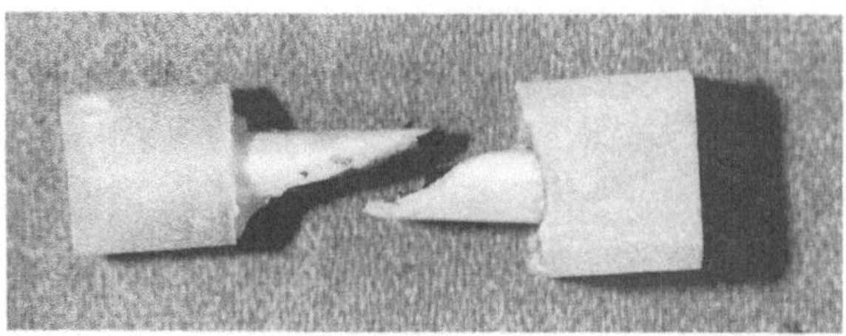

Abb. 29. Torsionsversuch, Kontrolle: spiralförmiger Bruch ohne Zersplitterung (TO3)

7.4 Mikroradiographien

Von jedem Präparat wurden zumindest 6 Schnitte angefertigt und mikroradiographisch untersucht. Voraussetzung für die Auswertung nach Belastungsversuch war der Nachweis von Kontaktheilung im Osteotomiebereich der rechten Tibia (vgl. Kap. 8: Diskussion). Kontaktheilung wurde angenommen, wenn die Kortikalis nach 4 und 8 Wochen im ehemaligen Osteotomiebereich keinen Besatz mit Lamellenknochen aufwies.

Befunde im einzelnen
a) Überlebenszeit: *t = 4 Wochen*
Beim Kontrolltier war nach diesem Zeitraum die Kortikalis im ehemaligen Osteotomiebereich glatt begrenzt und nur vereinzelt von Resorptionskanälen durchzogen (Abb. 30). Bei den Präparaten mit Spaltheilung hat sich typischer Lamellenknochen gebildet und ausgerichtet (1. Phase der Spaltheilung). Die Kortikalis im Osteotomiebereich scheint auf einigen Präparaten verdichtet, ist im wesentlichen jedoch reaktionslos. Die Knochenbildung ist erheblichen individuellen Schwankungen unterworfen. Beim Kontrolltier 01 (Abb. 33) findet sich bereits kräftig ausgebildete Knochenstruktur (Spaltheilung), bei Versuchstier 03 (Abb. 35) erst zarte Neubildung.

Wurden die Präparate nach Belastungsversuch reponiert, eingebettet und zum Präparat aufbereitet, fand sich bei der Kontaktheilung im Frakturbereich eine glatt begrenzte Kortikalisoberfläche (Abb. 31). Nach Spaltheilung findet sich teilweise ein schmaler Saum von Lamellenknochen an der Kortikalisoberfläche im Frakturbereich, d. h. der Lamellenknochen wurde beim Belastungsversuch anscheinend teilweise von der Kortikalis abgerissen, meist verläuft die Fraktur durch den Lamellenknochen (Abb. 32).
b) Überlebenszeit: *t = 8 Wochen*
Nach 8 Wochen kreuzen bei der Kontaktheilung Resorptionskanäle die Osteotomie. Durch überwandernde Osteone wurde die Osteotomie verbolzt (Abb. 36 – 38). Bei der Spaltheilung hat die 2. Phase der Knochenheilung eingesetzt. Auf einigen Präparaten ist der Osteotomiespalt nur noch teilweise scharf begrenzt sichtbar, teilweise ist die ehemalige Kortikalis im Osteotomiebereich nicht mehr sicher abgrenzbar. Resorptionskanäle durchziehen von beiden Seiten der Kortikalis den lamellär ausgerichteten Knochen im Spalt, der seine ursprüngliche Struktur zusehends verliert (Abb. 40). Die Fraktur erfolgt jetzt immer im Bereich des Lamellenknochens (Abb. 39).
c) Überlebenszeit: *t = 12 Wochen*
Die Fraktur stand in allen Präparaten in keinem Zusammenhang mit der ehemaligen Osteotomie. Der ehemalige Heilungsmodus ist nicht mehr erkennbar (Abb. 41 und 42).

Von den Versuchstieren, die 4 bzw. 8 Wochen überlebten, wurden nach dem Belastungsversuch 24 Tiere von der weiteren Auswertung ausgeschlossen, da bei der folgenden mikroradiographischen Untersuchung die Kriterien für eine Kontaktheilung nicht erfüllt waren.

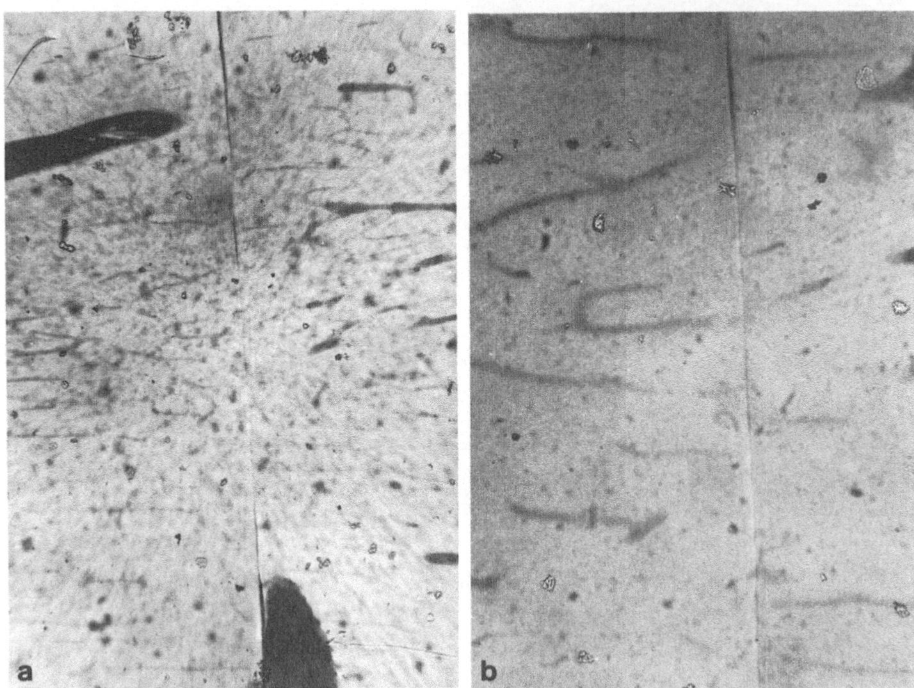

Abb. 30 a, b. Kontaktheilung, Überlebenszeit t = 4 Wochen. Kontrolltier 01, verschiedene Schnitte, Vergrößerung ca. 60fach **(a)**, ca. 100fach **(b)**. Erste Resorptionskanäle werden sichtbar

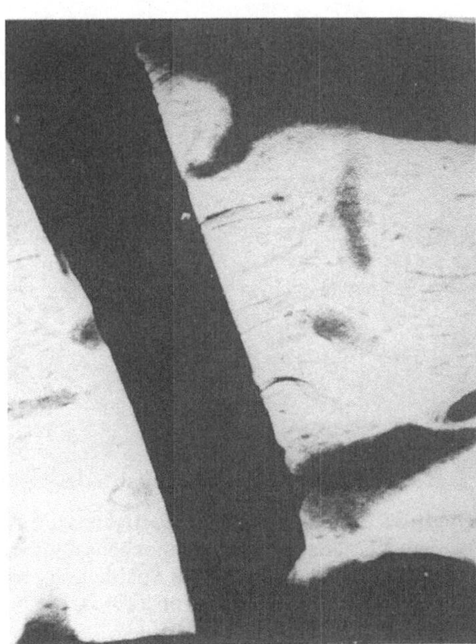

Abb. 31. Kontaktheilung, Überlebenszeit
t = 4 Wochen. Präparat nach Biegeversuch.
Fraktur im Osteotomiebereich,
Knochenränder glatt begrenzt (B3 rechts),
Vergrößerung ca. 40fach

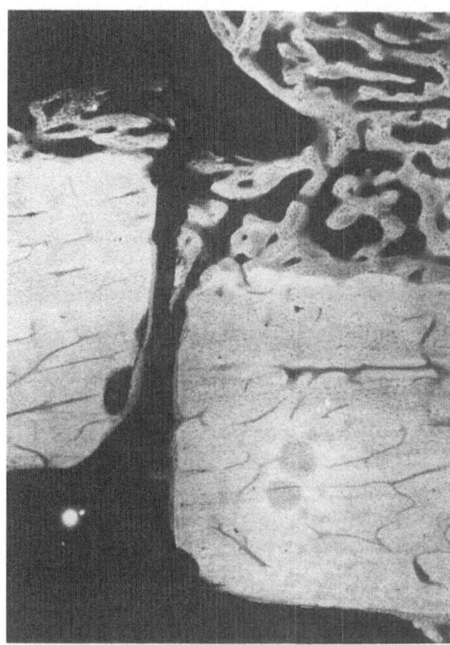

Abb. 32. Spaltheilung, Überlebenszeit
t = 4 Wochen. Präparat *nach* Torsionsversuch.
Fraktur im Osteotomiebereich, am Knochenrand
zarte, beginnende Lamellenknochenbildung
sichtbar (T5 links). Die Fraktur verläuft durch den
neu gebildeten Lamellenknochen. Vergrößerung
ca. 35fach

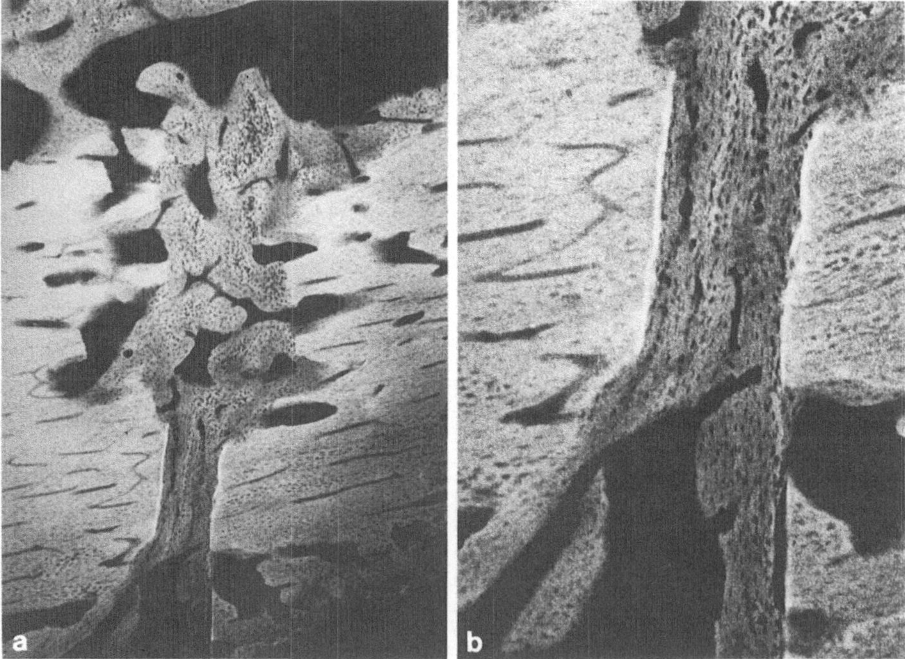

Abb. 33 a, b. Spaltheilung, Überlebenszeit t = 4 Wochen. Kontrolltier 01. Ausrichtung und Struktur
des neugebildeten Lamellenknochens deutlich sichtbar. Kortikalis im Osteotomiebereich noch
reaktionslos, die 2. Phase der Spaltheilung hat noch nicht begonnen. **a** ca. 40fache Vergrößerung,
b Ausschnittvergrößerung von a (90fach)

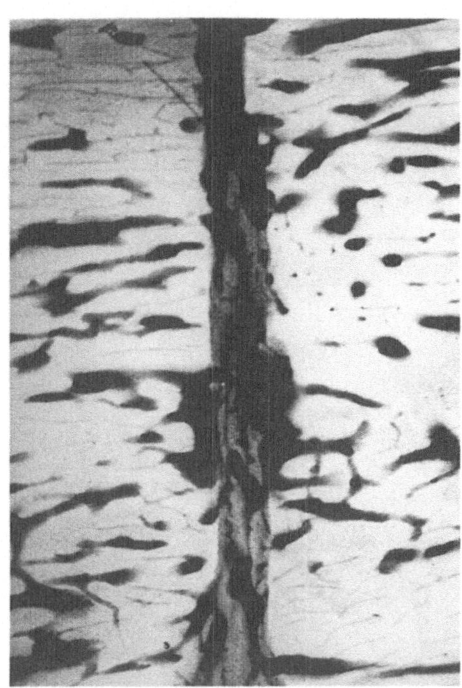

Abb. 34. Spaltheilung, Überlebenszeit
t = 4 Wochen. Kontrolltier 02. Lamellenknochen
im Osteotomiespalt

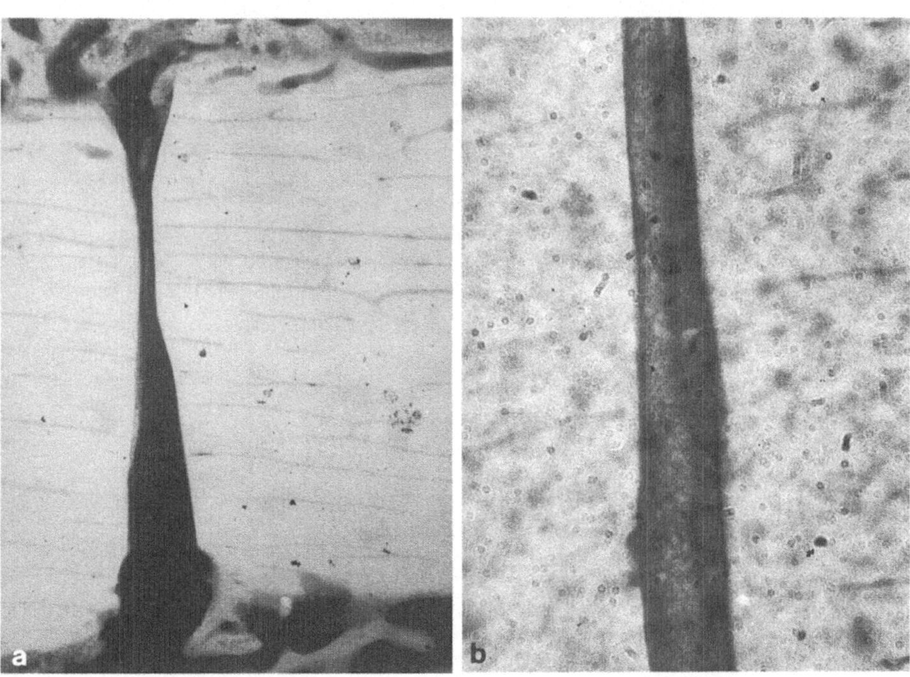

Abb. 35 a, b. Spaltheilung, Überlebenszeit t = 4 Wochen. Kontrolltier 03. Im Gegensatz zu
Kontrolltier 02 hier erst zarte beginnende lamelläre Knochenbildung im Frakturspalt sichtbar.
a Vergrößerung ca. 45fach, **b** Ausschnittvergrößerung 140fach

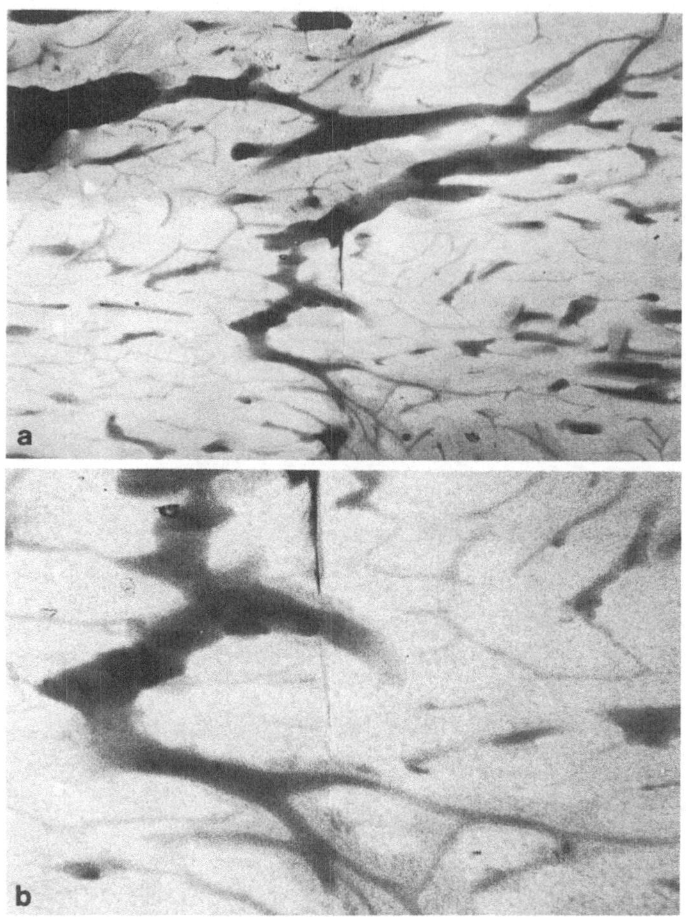

Abb. 36 a, b. Kontaktheilung, Kontrolltier (04 rechts), Überlebenszeit t = 8 Wochen. **a** Beginnende
direkte Überbauung des Osteotomiespalts, kein Lamellenknochen im Spalt. Osteone überqueren
direkt die Fraktur. Kein Anhalt für Drucknekrose. **b** Ausschnittvergrößerung mit deutlich
erkennbaren Resorptionskanälen

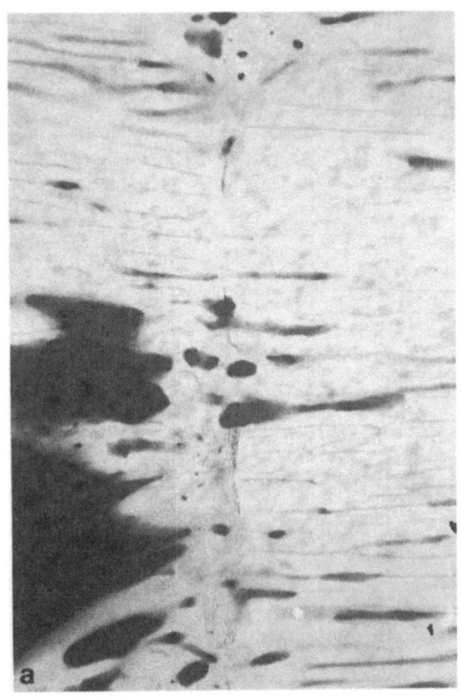

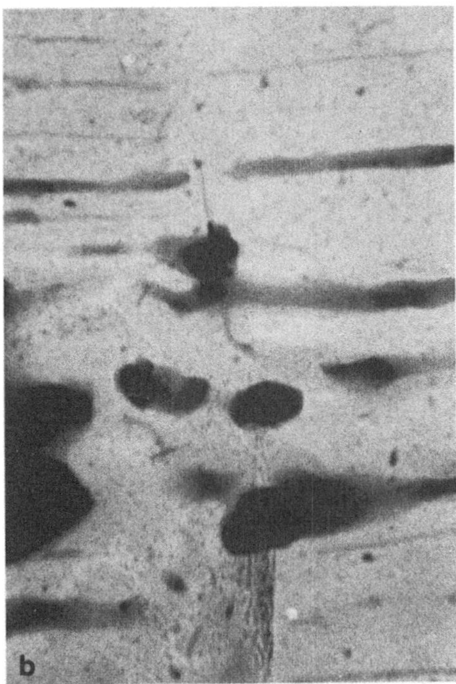

Abb. 37 a, b. Kontaktheilung, Überlebenszeit
t = 8 Wochen. Kontrolltier (05 rechts).
a Übersicht (Vergrößerung ca. 45fach),
b Ausschnittvergrößerung (110fach)

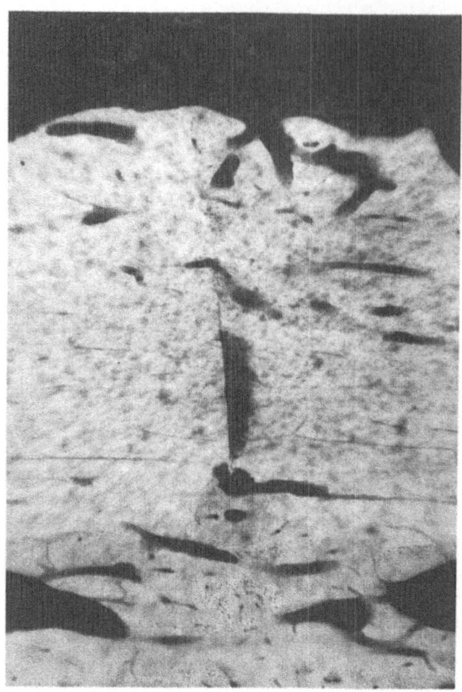

Abb. 38. Kontaktheilung, Kontrolltier (06 rechts). Überlebenszeit t = 8 Wochen

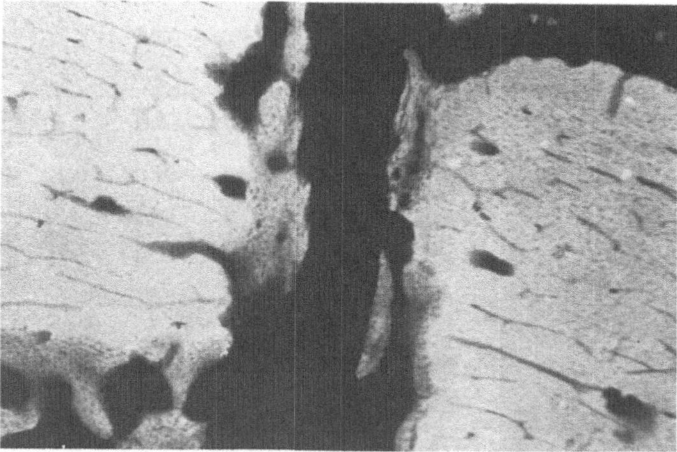

Abb. 39. Spaltheilung, Überlebenszeit t = 8 Wochen. Zustand nach Torsionsbelastung. Die Fraktur erfolgte im Bereich des neugebildeten Lamellenknochens, der sich bereits in der 2. Phase der Spaltheilung befindet (T14 links)

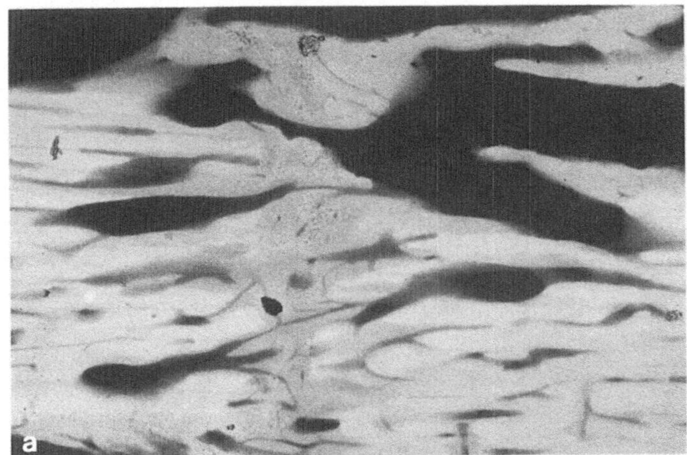

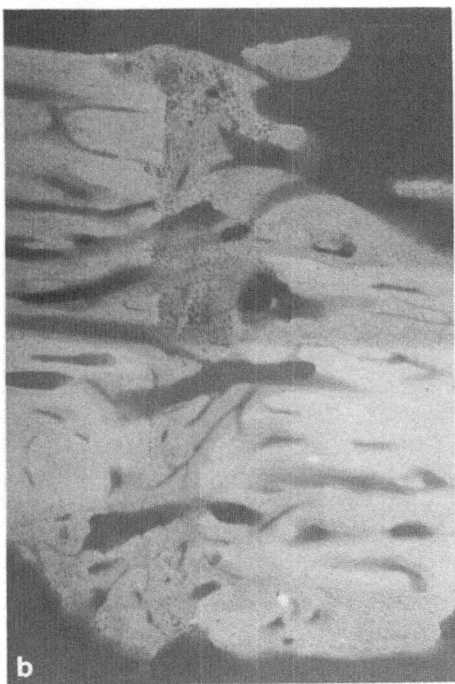

Abb. 40 a, b. Spaltheilung, t = 8 Wochen (unterschiedliche Schnittebenen). Kontrolltier 06 links Osteotomiespalt nur noch teilweise scharf begrenzt. Umbau des Lamellenknochens hat bereits begonnen (2. Phase der Spaltheilung). Resorptionskanäle haben den Lamellenknochen durchzogen, die ehemalige Kortikalis im Osteotomiebereich ist nur noch teilweise abgrenzbar

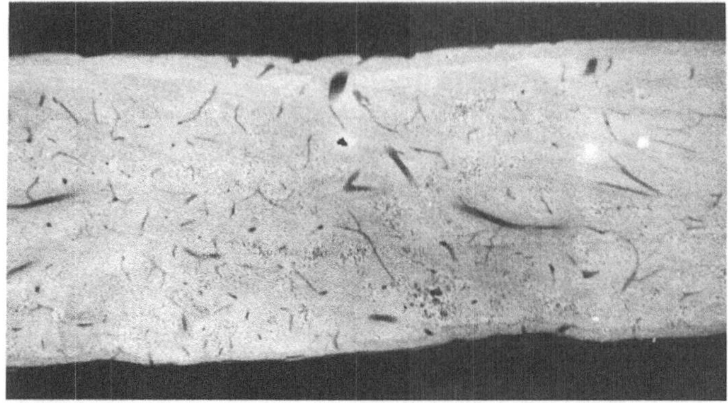

Abb. 41. Kontrolltier 08 links. Kortikalis; Überlebenszeit t = 12 Wochen. Art der Heilung nicht mehr nachweisbar

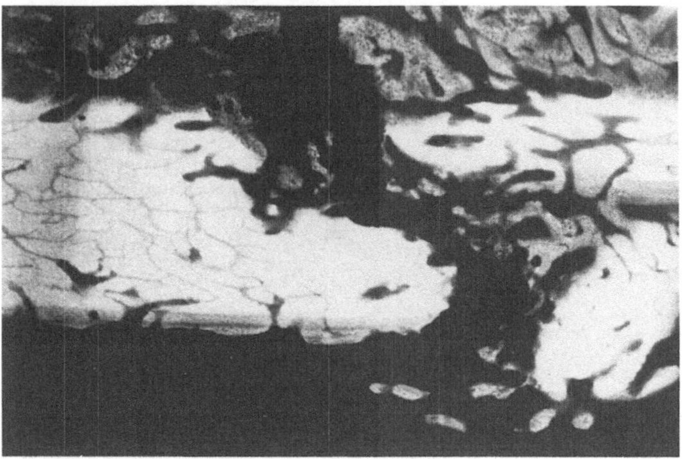

Abb. 42. Versuchstier B27 links, Überlebenszeit t = 12 Wochen. Ehemaliger Osteotomiebereich nicht mehr erkennbar, Knochen ausgesplittert, keine Aussage über Art der Heilung möglich (Vergrößerung ca. 35fach)

7.5 Sequenzmarkierung und histologische Untersuchungen

Die Präparate mit polychromer Sequenzmarkierung waren nur bedingt auswertbar. Insbesondere ließen sich die eigentlich interessierenden Umbauvorgänge im Osteotomiebereich bei den vorliegenden Präparaten (Überlebenszeit t = 10 Wochen) nicht mehr nachweisen.

Die Abb. 43 zeigt ein Versuchstier, das 3 Tage nach Alizarin-Komplexone-Injektion starb, die 7 Tage nach der Operation erfolgte (Überlebenszeit also t = 10 Tage). Zu erkennen ist die vom Endost ausgehende Knochenneubildung, die Kortikalis ist noch reaktionslos. Am oberen Bildrand ist die DC-Platte sichtbar (die Schnitte erfolgten hier durch die Platte). Das Bild wird durch erhebliche gelblichgrüne Eigenfluoreszenz von Knochen und Bindegewebe überstrahlt. In Abb. 44 sind periostale Appositionen erkennbar (S2, Überlebenszeit t = 10

Wochen; Markierungsfolge Xylenolorange → Calcein → Alizarin-Komplexone → Vibravenös, s. S. 37). Auf weitere Auswertung wurde verzichtet (vgl. Kap. 8: Diskussion).

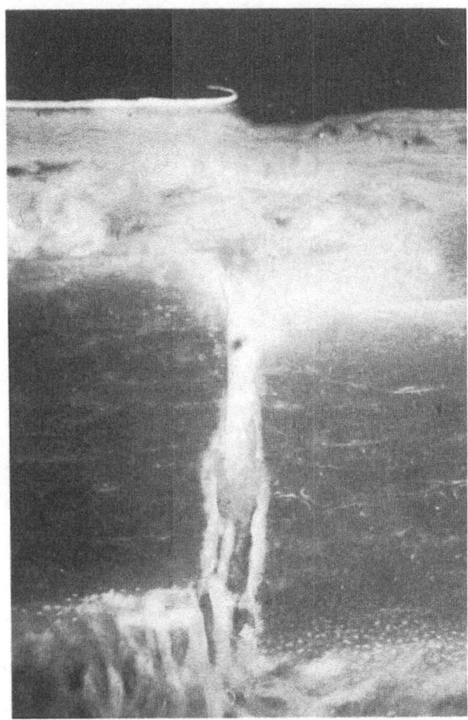

Abb. 43. Versuchstier erhielt 7 Tage nach der Operation Alizarin-Komplexone-Injektion, starb 3 Tage später. Beginnende, vom Endost ausgehende Knochenneubildung (Vorversuch, Vergrößerung ca. 45fach)

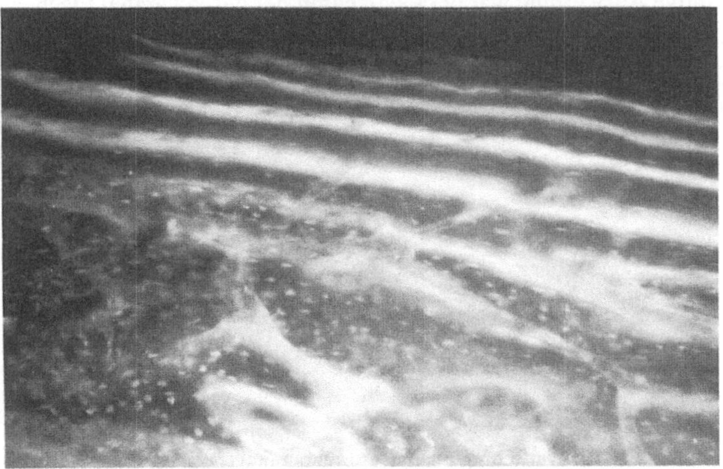

Abb. 44. Versuchstier S2, Überlebenszeit t = 10 Wochen. Periostale Apposition. Markierungsfolge s. Text (Vergrößerung ca. 110fach)

78

Histologisch wurde nur der Knochen von 2 Versuchstieren mit einer Überlebensdauer von einem Jahr untersucht. Die Auswertung der Präparate stimmt mit den entsprechenden Röntgenbefunden überein (vgl. Abb. 19). Die Kortikalis ist dünn mit deutlichen Zeichen der Spongiosierung (Abb. 45).

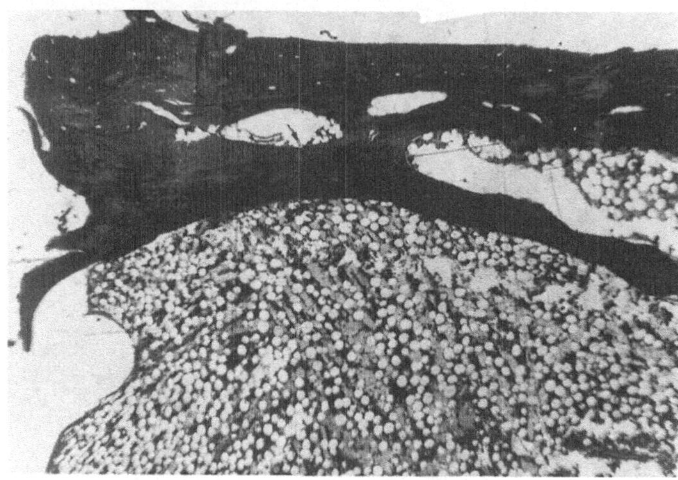

Abb. 45. Versuchstier 010, Überlebenszeit t = 1 Jahr. Färbung nach Masson-Goldner. Die dünne Kortikalis enthält teilweise Markareale, deutliche Spongiosierung. Links im Bild Gewindegänge (Kalziumapatit färbt sich rot an, Vergrößerung ca. 100fach)

7.6 Druckversuche

An 4 Kaninchenknochen wurde die Druckverteilung im Osteotomiebereich bei Kompressionsosteosynthese mit der DC-Platte ermittelt (Abb. 46). Plattennahe ergaben sich die höchsten Drücke (tiefste Schwärzung im Bild), plattenfern der geringste Druck. Für eine quantitative Auswertung war der Querschnitt der geschwärzten Fläche zu gering.

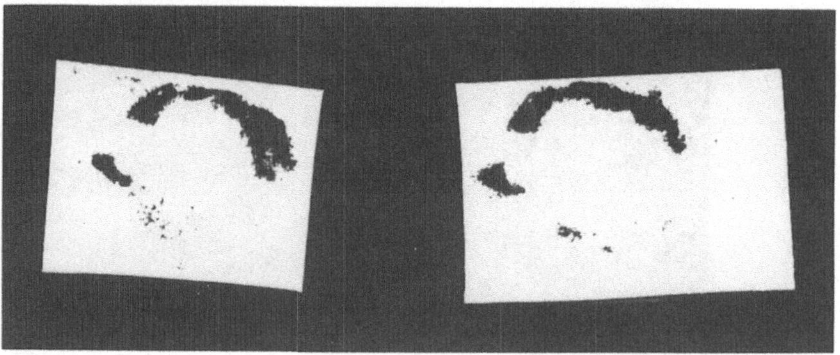

Abb. 46. Druckverteilung im Osteotomiebereich (Fuji-Druckmeßfolie). Tiefste Schwärzung (höchster Druck) jeweils plattennahe

Die Druckmessungen mit dem Piezokraftaufnehmer – jeweils 3 Messungen an der Tibia von 3 Kaninchen, die Tibia zweier weiterer Kaninchen wurde im Vorversuch zerstört – ergab Anfangskompressionen von 58 – 84 N beim alleinigen Anziehen der jeweils osteotomienahen Schraube. Festziehen der restlichen Schrauben ergab Änderungen bis zu 10 N. Teilweise stieg die Anfangskraft, teilweise sank sie ab – je nach Lage der Bohrlöcher.

Beim Lockern und erneuten Anziehen der Schrauben waren die zu erzielenden Anfangsbelastungen teilweise um 10 N geringer. Bei letzteren Präparaten waren immer Fissuren im Knochen nachweisbar.

8 Diskussion

In der vorliegenden Arbeit wurde der Einfluß von Kontakt- und Spaltheilung auf die mechanische Festigkeit des Knochens untersucht. Für den Kliniker ist insbesondere interessant, ob durch bewußtes Erzwingen des einen oder anderen Heilungsmodus – soweit dies im konkreten Einzelfall möglich ist – die Reparationsvorgänge zu beschleunigen sind.

8.1 Wahl des Versuchstieres

Experimentelle Untersuchungen, die mit mechanischer Zerstörung von Strukturen verbunden sind, lassen sich nur im Tierexperiment verifizieren. Die Versuchstiere müssen in ausreichender Anzahl (statistische Auswertung) und Homogenität (gleiche Zucht, gleiches Alter, gleiches Geschlecht) zur Verfügung stehen, Anschaffungskosten, Pflegemöglichkeit und Anfälligkeit sind ebenfalls zu berücksichtigen. Hoyer u. Lippert (1982) wiesen darauf hin, daß die biomechanischen Eigenschaften des Knochens vom Alter und Geschlecht des Tieres abhängen. Die Festigkeit der Knochen korreliert in ihren Untersuchungen mit dem Körpergewicht.

Sollten Tierexperimente, die den Regenerationsprozeß des Knochens betreffen, auf den Menschen bezogen werden, so sind altersbedingte, speziesabhängige und topographische Variabilität der zu untersuchenden Knochenstruktur zu berücksichtigen (Eitel et al. 1981). Soweit bekannt, ist bei der Knochenbildung die Art der gebildeten Matrix bei allen Wirbeltieren vergleichbar, unterschiedlich dagegen teilweise die Lamellen- und Kollagenfaserarchitektonik. Sollen Analogieschlüsse gezogen werden, müssen bei den Experimenten zur primären Knochenneubildung insbesondere die dabei ablaufenden Vorgänge des Havers-Umbaus vergleichbar sein. Nach Urist u. Johnson (1943) verläuft die Frakturheilung beim Menschen nicht prinzipiell anders als bei den übrigen Säugetieren, Kaninchen haben etwa den gleichen Aufbau der Schaftknochen wie der Mensch (Demeter u. Matyas 1928) und unterscheiden sich lediglich in einer viel schnelleren Knochenheilung. Nach Vitalli u. Reissmann (1967) sind beim histologischen Vergleich von Heilungsstadien von Tibiafrakturen bei Ratten und Fibulafrakturen beim Menschen im Gegensatz zur Kallusbildung bei den endostalen Umbauvorgängen qualitativ keine Unterschiede vorhanden. Nach Frost (1973 a, b) findet sich beim erwachsenen Kaninchen Havers-Umbau (Remodeling) wie beim Menschen, kaum dagegen bei kleinen Säugetieren (Mäusen, Ratten, Hamster). Letztere sind daher als Modell für Untersuchungen ungeeignet, für die ein Remodeling vorausgesetzt wird.

Primäre Knochenheilung – insbesondere Kontaktheilung – beim Kaninchen wurde von Rahn et al. (1971) nachgewiesen. Greiff (1980) sah die Auffüllung von Spalten von 200 bis 500 µm Breite mit Lamellenknochen beim Kaninchen. Der durch Skalpellklinge erzeugte Spalt bei der vorliegenden Arbeit hat eine Breite von 0,38 – 0,42 mm; er liegt also unter dem Grenzwert von 0,5 mm, bei dem auch Johner (1972) Lamellenknochenbildung sah. Das Kaninchenmodell dürfte bei der gegebenen Fragestellung also hinreichend aussagekräftig sein, wenn auch insbesondere die zeitliche Dynamik der Umbauvorgänge im Vergleich zu anderen Spezies unterschiedlich ist.

8.2 Biomechanische Untersuchungen

Die mechanischen Eigenschaften des Knochens können durch Biege-, Torsions-, Zug-, Druck- und Scherversuche (Evans 1973) ermittelt werden. Die einzelnen Belastungsformen werden in Abhängigkeit von der speziellen Fragestellung gewählt (Weir et al. 1949; Burstein u. Frankel 1971 und insbesondere Evans 1973). Beim Vergleich unterschiedlicher Ergebnisse ist der jeweilige Versuchsaufbau (Kraftangriffspunkt) zu berücksichtigen.

Beim Torsionstest ist die Lastverteilung entlang des Knochens gleich, der Bruch entsteht an der schwächsten Stelle. Das Verhältnis von maximaler Torsionslast zu maximaler Biegelast kann sich dabei im Heilungsverlauf ändern (Ekeland et al. 1981). Die Ursache dieses Verhaltens läßt sich möglicherweise über Veränderungen in der Orientierung und Qualität der Kollagenfasern und Mineralsalze während der Frakturheilung erklären. Junges Kallusgewebe scheint dabei gegenüber Biegebeanspruchung empfindlicher als gegenüber einer Rotationsbeanspruchung.

Die biomechanische Stabilität des Knochens ist dem Querschnitt − genauer seinem Flächenträgheitsmoment − proportional (Assmann 1981). Zugteste sind während der 1. Phase der Frakturheilung von Nutzen. Sie sind eine sensible Methode, um die wachsende Kraft des Bindegewebes anzuzeigen.

Bei der vorliegenden Untersuchung wurden die Knochen auf Biege- und Torsionsfestigkeit geprüft. Zur Durchführung der Biegeversuche wurde eine 4-Punkt-Auflage gewählt, wodurch im Bereich der ehemaligen Osteotomie ein konstantes Biegemoment gewährleistet war.

8.3 Diskussion der Ergebnisse

8.3.1 Mikroradiographien und Röntgenbilder

Der röntgenologisch und mikroradiographisch beobachtete Heilungsverlauf entspricht den Angaben in der Literatur, insbesondere findet sich der knöcherne Durchbau der Osteotomie in der 12. Woche sowie die zu diesem Zeitpunkt bereits einsetzende erhebliche Osteoporose.

Über das Röntgenbild sind im wesentlichen nur Struktur- und Dichteveränderungen (Veränderungen des Kalksalzgehalts) des Knochens nachweisbar und unter genormten Aufnahme- und Entwicklungsbedingungen (Belichtungszeit, Strahlendosis, Objektabstand) abschätzende Aussagen über die Durchbauung der Osteotomie möglich (Angaben zur Bestimmung der Knochendichte sowie zur Problematik der Osteoporose finden sich bei Rosemeyer 1977). Die mechanische Festigkeit ist nicht unmittelbar zu beurteilen. Ebenso gestattet die Mikroradiographie zwar eine Aussage über die Art der ablaufenden Reparationsprozesse (Spalt- oder Kontaktheilung), nicht jedoch über deren Stabilität.

Paavolainen et al. (1979, 1981) führten − ebenfalls an der Kaninchentibia − nach Osteotomie eine Plattendruckosteosynthese durch. Radiologische und histologische Untersuchungen erfolgten nach 3, 6, 9 und 12 Wochen. Die Zeitabstände sind im Vergleich zum eigenen Experiment also etwas unterschiedlich gewählt. Bei den Untersuchungen obiger Autoren war nach 3 Wochen röntgenologisch der Osteotomiespalt noch sichtbar und scharf abgrenzbar; nach 9 Wochen war der Osteotomiespalt zwar noch sichtbar, aber verwaschen mit beginnenden Durchbauungszeichen. Nach 12 – 24 Wochen war der Frakturspalt nicht mehr nachweisbar. Der Knochen wurde v. a. unter der Platte erheblich atrophisch. Diese Befunde sind an den eigenen Aufnahmen nach 4, 8 und 12 Wochen nachvollziehbar (s. Abb. 17).

Die oben genannten Autoren sahen rund um die Platte nach 6 Wochen teilweise leichte Knochenneubildungen, die bis zur 12. Woche zunahmen, dann aber aufzuhören schienen. Mikroskopisch war in der 6. Woche der Frakturspalt mit transversalen Osteonen ausgefüllt, in der 9. Woche wurde der Lamellenknochen von longitudinal orientierten Osteonen durchdrungen. Dieser Befund stimmt mit den eigenen Mikroradiographien 8 Wochen nach der Operation (Spaltheilung) überein (Abb. 40, 41).

Nach 12 Wochen war die ursprüngliche Knochenstruktur wieder hergestellt, der Spalt nicht mehr sichtbar. Zu diesem Zeitpunkt waren bereits erhebliche strukturelle Veränderungen im Bereich der plattenangrenzenden Knochenkortikalis sichtbar. Resorptionsvorgänge führten hier zu zahlreichen Höhlenbildungen im Knochen mit Verlust von intrakortikalen und subendostalen Osteonen.

Gördes et al. (1975 a) bestimmten die Kalksalzdichte an der osteotomierten und stabilisierten Tibia des Kaninchens [durch Absorption monochromatischer γ-Strahlung (^{125}J)]. Nach ihren Untersuchungen sinkt der Hydroxylapatitgehalt im gesamten Osteosynthesebereich bis zum Ende der Versuchsdauer von 24 Wochen um 26%. Der verminderten Mineraldichte entsprach die auch im eigenen Versuch deutlich zunehmende Transparenz der Knochen im Röntgenbild. Die Autoren sahen eine starke Erweiterung der Gefäße auf Kosten der Knochensubstanz. Der Entlastung des Knochens von funktioneller Beanspruchung folgt also radiologisch der Verlust an Mineralsalzdichte und mechanisch an Festigkeit.

Bei Untersuchungen zu histologischen und histomorphometrischen Veränderungen bei Plattenosteosynthesen nach Osteotomien an der Tibia des Kaninchens fanden Gördes et al. (1975 b) bereits in der 2. Woche in allen Versuchsserien einen lebhaften Knochenumbau mit weiten Havers-Kanälen und Gefäßen. Im Querschnittspräparat der Kaninchentibia (Befund nach 1 Woche) fanden sich bis zu 1400 Osteone mit einem Flächenquerschnitt (Kanallichtung des Osteons) von überwiegend 1 – 20 μm². In den eigenen Mikroradiographien findet sich bei der Spaltheilung nach 4 Wochen teilweise zarte, beginnende Knochenbildung, in anderen Präparaten ist bereits deutliche lamelläre Knochenstruktur sichtbar (Abb. 33 und 35).

8.3.2 Auswertung der Meßergebnisse

Die Bruchlast- und Torsionslastkurven zeigten einen typischen, gleichartigen Verlauf, wie er auch von Jäger et al. (1976) bei Bruchversuchen an der Kaninchentibia beschrieben wird. Innerhalb der ersten 8 Wochen steigt die Stabilität gegen Biege- und Torsionsbelastung rasch an, wobei insbesondere in den ersten 4 Wochen bei den einzelnen Versuchstieren erhebliche individuelle Schwankungen bezüglich Biege- und Torsionsstabilität bestehen: Die minimale Bruchlast bei Spaltheilung nach 4 Wochen beträgt 0,20 Nm, maximaler Wert 1,58 Nm. Für die Kontaktheilung ergeben sich entsprechend 0,29 Nm und 1,92 Nm (vgl. Tabelle 8). In Übereinstimmung zu diesen Meßwerten findet sich bei den Mikroradiographien nach 4 Wochen teilweise zarte Knochenneubildung (Abb. 35), andererseits aber auch kräftige lamelläre Knochenstruktur im Osteotomiespalt (jeweils Spaltheilung). Viermal fiel der

Knochen nach 4 Wochen bei der Plattenabnahme auseinander, die Tiere konnten nicht gewertet werden.

Aktivierung der Reparationsvorgänge, Latenzphase und Resorption (bei der Kontaktheilung) sowie anschließende Knochenneubildung unterliegen in ihrem zeitlichen Ablauf also erheblichen individuellen biologischen Schwankungen. Bei der Kontaktheilung, also der direkten Verzapfung der Osteotomie, hängt die Stabilität der Bindung weitgehend davon ab, wieviel Osteone sich pro Flächeneinheit an diesem Prozeß beteiligen (Schenk u. Willenegger 1977).

Von der 8. zur 12. Woche wird der Stabilitätsgewinn deutlich geringer, die Festigkeit des Knochens unbehandelter Kontrolltiere wird aber zumindest im Biegeversuch noch nicht erreicht (bezüglich der maximalen Torsionsstabilität besteht kein signifikanter Unterschied). Die Ursache der verminderten Belastbarkeit ist einerseits in den Schraubenlöchern – beim Torsionsversuch liegen weniger Schraubenlöcher in der belasteten Knochenprobe – zu sehen, andererseits zeigen die Röntgenbefunde der Tibia nach 12 Wochen eine erhebliche Osteoporose (s. Abb. 17). Nach Jäger et al. (1973) beträgt die Verminderung der Biegebruchfestigkeit einer menschlichen Tibia allein durch 8 Schraubenlöcher bis zu 13,5%. Die Belastbarkeit wird ferner in nicht unerheblichem Ausmaß durch die biomechanisch bedingte Strukturauflockerung (Spongiosierung) verringert (Gördes et al. 1975 b).

Neben der Spongiosierung durch sog. Streßprotektion (teilweise Entlastung des Knochens durch die starre Platte) ist zu berücksichtigen, daß Osteoklasten etwa das 1000fache der Produktion eines Osteoblasten resorbieren, die primäre Knochenheilung also zunächst zwangsläufig mit einer Abnahme der Strukturdichte verbunden ist, die sich erst nach Monaten ausgleicht.

Paavolainen et al. (1979, 1981) führten nach Osteotomie der Kaninchentibia ebenfalls Kompressionsosteosynthesen mit 6-Loch-Platten durch. Sie sahen nach Frakturheilung bereits ab etwa der 9. Woche eine rasche Aushöhlung des Knochens mit Zusammenbruch der Kortikalisstruktur, also erhebliche osteoporotische Erscheinungen. Während der ersten 9 Wochen wuchsen Torsions- und Biegefestigkeit ebenfalls rasch an. Wegen der röntgenologisch nachweisbaren erheblichen Demineralisierung des Knochens und der damit verbundenen biomechanischen Schwächung sprechen sich Paavolainen et al. (1981) sowie Gördes et al. (1975 b) für eine frühzeitige Materialentfernung nach Frakturheilung aus (Schwächung des Knochens durch sekundäre Veränderungen wird verhindert). Auch Uhthoff u. Finnegan (1983) fanden bei Untersuchungen am Beagle ein um so intensiveres Remodeling des Knochens, je eher das Osteosynthesematerial entfernt wurde. Ferner war die Demineralisierung des Knochens geringer.

Bei den erwähnten Arbeiten und auch den eigenen Experimenten ist zu bedenken, daß die zur Osteosynthese verwendete Kompressionsplatte vergleichsweise überdimensioniert ist, da alle Tiere naturgemäß postoperativ sofort die behandelte Extremität belasten. Die erreichte Streßprotektion, d. h. die Kraftübernahme durch die Platte und die damit verbundene Osteoporose, ist also im Tierversuch größer als der entsprechende Effekt beim Menschen.

8.4 Kritik an der Methodik

Es ist nur bedingt möglich, am selben Knochen die Bruchlast zu bestimmen – den Knochen also zu zerstören – und die Art der Heilung nachzuweisen. Im Vorversuch wurde daher zunächst gezeigt, daß bei der gegebenen Versuchsanordnung Spalt- und Kontaktheilung zu reproduzieren sind.

Um mikroradiographisch nachzuweisen, daß tatsächlich eine Kontaktheilung – also eine Osteonenverbolzung – stattgefunden hat, wurden nach der biomechanischen Prüfung die Knochenfragmente reponiert, mit Draht fixiert und, wie unter Abschn. 6.7 beschrieben, eingebettet. Die Reposition kann nicht so exakt gelingen, daß die Bruchkanten der Osteone wieder aufeinander zu liegen kommen und sich Resorptionskanäle darstellen, die die Osteotomie überqueren. Im Präparat der Kontaktheilung ist also bei der Mikroradiographie nur ein *(scheinbar)* reaktionsloser Kortikalisrand zu erwarten, der auch als Beweis der Kontaktheilung vorausgesetzt wird. Nicht auszuschließen ist allerdings, daß Lamellenknochen im Osteotomiebereich bei der Aufbereitung der Präparate weggeschliffen wird und in einigen Fällen Kontaktheilung bei tatsächlich vorliegender Spaltheilung vorgetäuscht wird.

Leichter gelingt der Nachweis der Spaltheilung; hier ist auch nach den Belastungsversuchen an den Rändern der ehemaligen Osteotomie neugebildeter lamellärer Knochen nachweisbar (vgl. Abb. 32 und 39).

Zwölf Wochen nach der Operation sind Kontakt- und Spaltheilung nicht mehr mikroradiographisch zu differenzieren. Bei der Auswertung der Versuche fällt die relativ große Streuung der Werte auf, auch bereits bei den unbehandelten Kontrolltieren (Tabellen 3 und 9). Die Einbeziehung des Knochendurchmessers bzw. des Flächenträgheitsmoments durch Berechnung der Biege- und Torsionsspannung verringert die Fehlerbreite nicht wesentlich, da offenbar die Approximation der Kaninchentibia durch ein Rohr konstanter Wanddicke zu ungenau ist.

Nach erfolgter Osteotomie ist der prozentuale Anteil an Kontakt- und Spaltheilung beim jeweiligen Knochen unbekannt. Nach Schenk u. Willenegger (1977) machen – auch bei makroskopisch exakter Reposition – Spalten 60–80% der Oberfläche der Fragmentenden aus.

Insgesamt ist also mit einer recht hohen biologischen Streubreite zu rechnen. Methodische Fehler dürften demgegenüber zu vernachlässigen sein.

Wegen der zu erwartenden und auch vorgefundenen großen Streubreite der Ergebnisse und der relativ kleinen Anzahl von Versuchstieren pro Gruppe (n = 10) wurden noch Ergebnisse mit einer Irrtumswahrscheinlichkeit ≤10% als signifikant angesehen. Bei der Betrachtung von Seitendifferenzen wurden Abweichungen ≤10% (bezogen auf den jeweils kleineren Absolutwert) als nicht vorhanden eliminiert.

8.5 Zusätzliche Untersuchungen

8.5.1 Bestimmung der Anfangskompression

Die erzielbare Kompression kann mit Meßfolien, Dehnungsmeßstreifen und Piezokraftaufnehmern gemessen bzw. rechnerisch abgeschätzt werden (Fries 1968; Potma 1968; Perren et al. 1969; Venbrocks et al. 1971; Hess 1972; Mittelmeier 1972; Matter et al. 1974 a, b; Diehl u. Harms 1975; Simon et al. 1977).

Die quantitative Bestimmung der Anfangskompression mit Fuji-Druckmeßfolien (vgl. Schöpf et al. 1980) gelang nicht, nur eine qualitative Aussage über die Druckverteilung. Plattennahe war bei 3 untersuchten Probeknochen der Druck am größten, auf der Gegenseite am geringsten.

Die Armierung einer speziell präparierten Platte (Einfräsen einer Nut knochennahe) mit jeweils 2 rechtwinklig gekreuzten Dehnungsmeßstreifen auf Ober- und Unterseite brachte ebenfalls keine brauchbaren Ergebnisse. Beim Verschrauben der Platte unter Kompression traten durch Biegung und Torsion nicht kompensierbare Spannungen auf, die eine auswertbare Messung der eigentlichen Dehnung (sie lieferte ein wesentlich kleineres Signal) verhinderte. Erst mit einem Piezokraftaufnehmer konnte die Anfangskompression ermittelt werden. Da hier nur die Größenordnung interessierte, wird auf eine Fehlerbetrachtung verzichtet (z. B. Fehler durch Biegemomente, durch unterschiedliche Belastung der Meßzungen bei Eichung und eigentlichem Versuch sowie durch Meßungenauigkeiten) (geschätzter Fehler <10%).

Auch Jäger et al. (1976) wiesen darauf hin, daß die handelsüblichen Druckkraftaufnehmer wegen ihrer großen Abmessungen für Versuche an der Kaninchentibia nicht geeignet seien. Die Autoren maßen mit selbstgefertigten Meßelementen (auf der Basis von Dehnungsmeßstreifen) an der durch Plattenosteosynthese stabilisierten Kaninchentibia Druckkräfte im Bereich von 5,6 – 8,75 kp. Diese Werte liegen in der gleichen Größenordnung der eigenen Werte (58 – 84 N).

8.5.2 Sequenzmarkierung

Die Farbstoffe lagern sich im mineralisierenden Gewebe ab, es lassen sich also Verknöcherungsvorgänge zur Zeit der Injektion angeben. Zeitlich getrennte Einzelmarkierungen erlauben die Bestimmung von Anbauraten.

Abstand der Markierungen (7 Tage) und Überlebenszeit (10 Wochen, Fraktur ist nach diesem Zeitraum nicht mehr nachweisbar) waren ungünstig gewählt, da die wesentliche Knochenneubildung und der Umbau in den ersten 8 Wochen erfolgten. Nach Schenk u. Willenegger (1977) setzen die Mineralisierungsvorgänge beim Lamellenknochen erst nach einer Reifungsperiode von 8 – 10 Tagen ein. Die Osteoblasten bleiben dabei von der Mineralisationsfront durch einen 8 – 10 µm breiten Osteoidsaum getrennt. Diesen Befund bestätigt die Abb. 44. Auf eine weitere, insbesondere quantitative Auswertung wurde verzichtet.

8.6 Zusammenfassende Wertung

Die eigenen Ergebnisse der mechanischen Festigkeitsprüfung nach Kontakt- und Spaltheilung lassen erkennen, daß beim Kaninchen nach 4 Wochen bereits die Latenzzeit bei der Kontaktheilung überschritten ist und die Verzahnung der Osteone einen festeren Halt erbringt als der Knochenanbau bei der Spaltheilung. Bei der letzteren liegt der Schwachpunkt teilweise an der Grenze zwischen neueingelagertem Knochen und dem Kortikalisrand. Hier besteht noch keine feste Verzahnung, da oft an dieser Stelle der Bruch erfolgt und nicht innerhalb des neugebildeten Knochens. Dies stimmt mit den Befunden Hutzschenreuthers et al. (1969) überein, die bei der Aufbereitung zur histologischen Präparation an dieser Stelle die geringste Zugfestigkeit fanden. Gleiches sahen Claes u. Mutschler (1981) an Bohrdefekten nach mechanischer Überprüfung (in vielen eigenen Präparaten erfolgt die Fraktur auch innerhalb des lamellären Knochens, vgl. Abb. 32 und 39). Ascenzi u. Bonucci (1964) sahen ebenfalls bei histologischer Präparation bei der Kontaktheilung einen zugfesten Kontakt durch die Osteone.

Die in der 1. Phase der Spaltheilung erreichte knöcherne Vereinigung der Fragmentenden stellt noch keine eigentliche Heilung dar und weist relativ geringe Festigkeit auf (Kinzl, zitiert nach Schenk u. Perren 1977).

Für die Festigkeit ist die gegenseitige Verankerung der Fragmentenden verantwortlich. Sie ist entweder durch direkte Osteonenverbolzung oder mittelbar über Bindegewebe, das mehr oder weniger fest mit dem Knochen verklebt ist, verursacht. Durch die direkte Osteonenverbolzung wird eine erhöhte Steifigkeit im Osteotomiebereich erreicht, was aus dem steileren Anstieg der Bruch- bzw. Torsionslastkurven bei Kontaktheilung im Vergleich zur Spaltheilung sichtbar ist.

Nach 8 Wochen zeigt die Spaltheilung bessere Festigkeit. Hier ist die Verzahnung des primär ungerichteten Knochens in das angrenzende Havers-System weit fortgeschritten, was durch die mikroradiographischen Präparate deutlich bestätigt wird, während bei der Kontaktheilung die durch Osteoklastentätigkeit geschaffene Schwächung (Osteoporose) durch Knochenaufbau noch nicht aufgeholt werden konnte. Bezüglich der Biegebelastung ist die Kontaktheilung im Seitenvergleich signifikant schwächer (Zilch et al. 1982).

Nach 12 Wochen läßt sich kein Unterschied in der Festigkeit mehr nachweisen, die Fraktur erfolgt in diesen Fällen nicht mehr im Bereich des Osteotomiespalts, der Knochen zersplittert. Mikroradiographisch ist der ehemalige Osteotomiebereich ebenfalls nicht mehr nachweisbar.

Bei der gegebenen Versuchsanordnung wurden nach 12 Wochen bezüglich der Biegestabilität 52% der Festigkeit unbehandelter Kontrollknochen (Knochen ohne Schraubenlöcher) erreicht, bezüglich der Rotationsstabilität etwa 91% (Präparat hat geringere Abmessungen, enthält weniger freie Schraubenlöcher, vgl. Abb. 26 – 28). Die prozentualen Angaben beziehen sich jeweils auf die Mittelwerte. Die Frakturheilung läßt sich durch Kontakt- oder Spaltheilung nicht beschleunigen, d. h. die Endstabilität wird bei der gegebenen Versuchsanordnung zum gleichen Zeitpunkt erreicht. Da bei der Kontaktheilung Knochenflächen direkt aufeinander gepreßt werden, sich also berühren, besteht ein vermehrter Reibschluß und damit eine vergrößerte Anfangsstabilität der Osteosynthese. Die Kontaktheilung ist also morphologisches Zeichen einer biomechanisch günstigen Ausgangssituation. Willenegger et al. wiesen bereits 1971 darauf hin, daß es in der täglichen Praxis nicht darum gehe, eine kallusarme oder gar kallusfreie Verknöcherung erzeugen zu wollen.

Stünde diese Zielsetzung im Vordergrund, würde die Bedeutung der primären Knochenheilung falsch interpretiert. Die kallusfreie Heilung sei lediglich ein Zeichen dafür, daß die Osteosynthese bezüglich Vaskularität und Stabilität optimal durchgeführt wurde.

9 Zusammenfassung

Die Kap. 1 – 5 befassen sich – nach kurzem historischen Rückblick – mit den heutigen Kenntnissen über Struktur und Aufbau des Knochens sowie über Knochenbildung und die unterschiedlichen Arten der Frakturheilung. Im experimentellen Teil (ab Kap. 6) wird der Einfluß von Kontakt- und Spaltheilung auf die mechanische Festigkeit überprüft. Die Tibia von 126 Kaninchen wurde beidseits osteotomiert und verplattet (rechts jeweils unter Kompression, während auf der linken Gegenseite ein definierter Spalt blieb). 39 weitere Tiere dienten Vor- und Kontrollversuchen. Nach 4, 8 und 12 Wochen wurden die Tiere getötet (dabei ist n jeweils 10), und mit Prüfmaschinen wurde die maximale Rotations- sowie Biegestabilität in Abhängigkeit von Heilungsart und Heilungsdauer ermittelt. Mikroradiographische Untersuchungen der Präparate sicherten den tatsächlichen Heilungsmodus.

Zur Abschätzung der erzielten Anfangskompression wurde mit Piezokraftaufnehmern bei Kontrollserien Druckmessungen durchgeführt. Zusätzliche polychrome Sequenzmarkierungen in wöchentlichem Abstand zur Verdeutlichung des zeitlichen Ablaufs der Knochenneubildung konnten nur bedingt ausgewertet werden.

Folgende Ergebnisse wurden gewonnen:

1) Nach 4 Wochen ist die Kontaktheilung im Vergleich zur Spaltheilung statistisch signifikant stabiler (gegen Biege- und Torsionsbelastung).
2) Nach 8 Wochen ist überwiegend die Spaltheilung mechanisch fester, der Unterschied läßt sich jedoch nur für die Biegebelastung statistisch belegen.
3) Nach 12 Wochen erreichen beide Heilungsarten gleiche Stabilität.
4) Der Stabilitätsgewinn ist in den ersten 8 Wochen am größten, nimmt dann nur noch langsam zu. Die Knochenproben im Torsionsversuch erreichen dabei nahezu die Werte unbehandelter Kontrolltiere.

Beim Kaninchen ist bereits nach 4 Wochen die Latenzzeit bei der Kontaktheilung überschritten, die Verzahnung der Osteone bewirkt einen festeren Halt als der Knochenanbau der Spaltheilung. Nach 8 Wochen hat bereits die 2. Phase der Spaltheilung, d. h. die Durchwachsung des lamellären Knochens im Spalt mit Osteonen, begonnen. Die Stabilität der Kontaktheilung wird erreicht und teilweise übertroffen.

Durch Kontaktheilung läßt sich die Frakturheilung insgesamt nicht beschleunigen, d. h. die Endstabilität wird nicht zu einem früheren Zeitpunkt erreicht. Durch die für die Kontaktheilung notwendigen unmittelbaren Berührungszonen der Fragmentflächen erhöht sich jedoch wegen des vermehrten Reibschlusses die Anfangsstabilität der Osteosynthese. Die Kontaktheilung ist also morphologisches Zeichen einer biomechanisch günstigen Ausgangssituation. Unter der Voraussetzung einer stabilen Druckosteosynthese wird – auch wenn die exakte Reposition nicht erreicht wird, also bei einem nur geringfügigen Klaffen bestimmter Frakturabschnitte – auf dem Weg der Spaltheilung in gleicher Zeit eine gleichstabile Heilung erreicht.

Als klinische Konsequenz sollte also aus biomechanischen Gründen bei der operativen Frakturbehandlung eine exakte Reposition mit anschließender Kompressionsosteosynthese angestrebt werden. Auf die Erhaltung der Blutzirkulation in den Knochenfragmenten und Weichteilen ist dabei zu achten.

10 Literatur

Ackermann JL, Cohen J, Cohen MJ (1966) The effects of quantified pressure on bone. Am J Orthod Dentofacial Orthop 52: 34 – 46

Adkins KF (1965) Alizarin red as an intravital fluorochrome in mineralizing tissues. Stain Technol 40/2: 69 – 70

Aigner R (1981) Tierexperimentelle Untersuchungen zum Einfluß von anabolen Steroiden auf die Knochenheilung. Anat Anz 149: 79

Algire GH (1957) Diffusion chamber techniques for studies of cellular immunity. Ann NY Acad Sci 69: 663 – 669

Allen HL, Wase A, Bear WT (1981) Indomethacin and aspirin: Effect of nonsteroidal anti-inflammatory agents on the rate of fracture repair in the rat. Acta Orthop Scand 51/4: 595 – 600

Allgöwer M, Kinzl L, Matter P, Perren SM, Rüedi T (1973) Die dynamische Kompressionsplatte. Springer, Berlin Heidelberg New York

Altmann K (1950) Untersuchungen über Frakturheilung unter besonderen experimentellen Bedingungen. Z Anat Entwicklungsgesch 115: 52 – 81

Alzen G, Schönberger W, Wirth S (1982) Therapieergebnisse und Nebenwirkungen bei hochdosierter Sexualhormontherapie zur Wachstumsbremsung. In: Hackenbroch MH, Refior H-J, Jäger M (Hrsg) Osteogenese und Knochenwachstum. Thieme, Stuttgart New York

Andersen V, Häupl K, Petrik L (1953) Funktions-Kieferorthopädie, 5. Aufl. Barth, München

Anderson HC (1976) Osteogenetic epithelial-mesenchymal cell interactions. Clin Orthop 119: 211 – 224

Anderson LD (1965) Compression plate fixation and the effect of different types of internal fixation on fracture healing. J Bone Joint Surg [Am] 47: 191 – 208

Ascenzi A, Bonucci E (1964) The ultimate tensile strength of single osteons. Acta Anat (Basel) 58: 160 – 183

Ascherl R, Lechner F, Blümel G (1982) Behandlung gestörter Frakturheilung mit elektromagnetischen Wechselfeldern – experimentelle Grundlagen und klinische Anwendbarkeit. In: Hackenbroch MH, Refior H-J, Jäger M (Hrsg) Osteogenese und Knochenwachstum. Thieme, Stuttgart New York

Assmann B (1981) Technische Mechanik, Bd 2. Oldenbourg, München

Babayan R (1979) Knochenbruchbehandlung und Folsäure. Arch Orthop Trauma Surg 94: 63 – 66

Babayan R, Hahn W, Bensien H (1979 a) Mikrowellen und Knochenbruchheilung. Med Welt 30: 1224 – 1226

Babayan R, Bethge JFJ, Fehrentheil RV, ten Hoff H (1979 b) Versuch der biochemischen Beeinflussung der Frakturheilung im Tierexperiment. Med Welt 30: 1725 – 1732

Bagby GE, Janes JM (1958) The effect of compression on the rate of fracture healing using a special plate. Am J Surg 95: 761

Baron R, Saffar J-L (1977) A quantitative study of the effects of prolonged calcitonin treatment on alveolar bone remodelling in the golden hamster. Calcif Tissue Res 22: 265 – 274

Baschkirzew NJ, Petrow NN (1912) Beitrag zur freien Knochenüberpflanzung. Dtsch Z Chir 113: 490 – 531

Bassett CAL (1962) Current concepts of bone formation. J Bone Joint Surg [Am] 44: 1217 – 1244

Bassett CAL (1962) Current Concepts of bone formation. The Journal of Bone and Joint Surgery Vol 44-A, No 6: S 1217 – 1244

Bassett CAL (1968) Biologic significance of piezoelecticity. Calcif Tissue Res 1: 252 – 272

Bassett CAL (1972) Clinical implications of cell function in bone grafting. Clin Orthop 87: 49 – 59

Bassett CAL, Meyer K (1961) Influence of oxygen concentration and mechanical factors on differentiation of connective tissues in vitro. Nature 190: 460 – 461

Bauer U, Kinzl L, Wolter D (1974) Untersuchungen zur Knochenbruchheilung unter Einfluß von elektrischem Gleichstrom. Z Orthop 112: 402 – 407

Baylink D, Morey E, Rich C (1969) Effect of calcitonin on the rates of bone formation and resorption in the rat. Endocrinology 84: 261 – 269

Becker RO (1960) The bioelectric factors in amphibian limb regeneration. J Bone Joint Surg [Am] 43: 643 – 696

Becker RO (1979) The significance of electrically stimulated osteogenesis. Clin Orthop 141: 266 – 274

Becker RO, Spadaro JA (1972) Electrical stimulation of partial limb regeneration in mammals. Bull NY Acad Med 48: 627

Belanger LF, Robichon J, Urist MR (1975) The effects of magnesium deficiency on the host response to intramuscular bone matrix implanted in the rat. J Bone Joint Surg [Br] 57: 522 – 526

Belanger LF, Casas-Cordero M, Urist MR (1977) The effects of zinc deprivation of the host response to intramuscular bone matrix implants in the rat. Clin Orthop 125: 208 – 213

Belchier J (1736) An account of the bones of animals beeing changed to a red colour by aliment only. Philos Trans R Soc Lond 39: 287 – 288, 299 – 300

Blümlein H, Cordey J, Russenberger M, Perren SM (1975) International Conference on Biomedical Transducers

Blümlein H, Schneider U, Rahn BA, Perren SM (1979) Die Wirkung sogenannter elektrodynamischer Potentiale an experimentellen reaktionsarmen Pseudarthrosen. Chir Forum Exp Klin Forsch 105 – 108

Brighton CT, Friedenberg ZB (1974) Electrical stimulation and oxygen tension. Ann NY Acad Sci 238: 314 – 320

Brighton CT, Adler S, Balck J, Hada N, Friedenberg ZB (1975) Cathodic oxygen consumption and electrically induced osteogenesis. Clin Orthop 107: 277 – 282

Buring K (1975) On the origin of cells in heterotopic bone formation. Clin Orthop 110: 293 – 302

Burstein AH, Frankel VH (1971) A standard test for laboratory animal bone. J Biomech 4: 155 – 158

Burwell RG (1964 a) Biological mechanism in foreign bone transplantation. In: Clark JMP (ed) Modern trends in orthopaedics, 4th edn. Butterworths, London

Burwell RG (1964 b) Studies in the transplantation of bone. VII. The fresh composite homograft-autograft of cancellous bone. An analysis of factors leading to osteogenesis in marrow transplants and in marrow containing bone grafts. J Bone Joint Surg [Br] 46: 110 – 140

Calhoun NR, Smith JC, Becker UL (1974) The role of zinc in bone metabolism. Clin Orthop 103: 212 – 234

Calhoun NR, Smith JC, Becker UL (1975) The effects of zinc on ectopic bone formation. Oral Surg 39: 698 – 706

Chalmers J (1959) Transplantation immunity in bone homografting. J Bone Joint Surg [Br] 41: 160 – 179

Chambers TJ (1978) Multinucleate giant cells. J Pathol 126: 125 – 148

Claes L, Mutschler W (1981) Quantitative investigations on newly-built bone in defects. Arch Orthop Trauma Surg 98: 257 – 261

Collins D (1966) Pathology of bone. Butterworths, London

Conolly JF, Hahn H, Dary D (1978) Fracture healing in weight-bearing and nonweight-bearing bones. J Traumatol 18/11: 766 – 770

Corell A, Burrows MT (1911) Cultivation of adult tissues and organs outside of the body. JAMA 55: 1379 – 1381

Currey JD (1960) Differences in the blood-supply of bone of different histological types. Q J Microsc Soc 101: 351 – 370

Dambacher MA (1982) Die Beeinflussung von Osteogenese und Knochenwachstum durch exogene, chemische und medikamentöse Faktoren: Zusammenfassung und kritische Wertung. In: Hackenbroch MH, Refior HJ, Jäger M (Hrsg) Osteogenese und Knochenwachstum. Thieme, Stuttgart New York

Danis R (1949) Théorie et pratique de l'ostéosynthèse. Masson, Paris

Davis JS, Hunnicutt JA (1915) The osteogenic power of periosteum: With a note on bone transplantation. An experimental study. Ann Surg 61: 672 – 685

Dekel S, Lenthall G, Francis MJO (1981) Release of prostaglandins from bone and muscle after tibial fracture. An experimental study in rabbits. J Bone Joint Surg [Br] 63: 185 – 189

Demeter G, Matyas I (1928) Mikroskopisch-vergleichende anatomische Studien an Röhrenknochen mit besonderer Berücksichtigung auf die Unterschiede menschlicher und tierischer Knochen. Z Anat 87: 45 – 99

Diehl K, Harms J (1975) Tierexperimentelle Untersuchungen zur Verhütung der Spongiosierung bei der Plattenosteosynthese durch Silikontrennscheiben. Z Orthop 113: 768 – 770

Diehl K, Mittelmeier H (1974) Biomechanische Untersuchung zur Erklärung der Spongiosierung bei der Plattenosteosynthese. Z Orthop 112: 235

Digby PSB (1974) Potentials and calcification in mammalian teeth and artery: An electrical basis. Ann NY Acad Sci 238: 202 – 213

Dobell C (1932) Antony van Leeuwenhoek and his little animals. Bale & Danielsson, London

Dudley RH, Spiro D (1961) The fine structure of bone cells. J Biophys Biochem Cytol 11: 627

Duhamel HL (1739) Sur une racine qui a la faculté de tiendre en rouge les os des animaux vivants. Mem Acad Roy Sci Paris 52: 1 – 13

Duhamel HL (1742) Sur le développement et la crûe des os des animaux. Mém Acad Roy Sci Paris 55: 354 – 370

Duhamel HL (1743) Quatrième mémoire sur les os dans lequels on se propose de rapporter de nouvelles preuves qui établissent que les os croissent en grosseur par l'addition de couches osseuses qui tirent leur origine du périoste. Communication à l'Acad Roy. des Sciences, Paris, pp 87 – 111

Dupuytren G (1847) On the injuries and diseases of bone (Translation). Sydenham, London

Ebner V von (1912) Über den freien Bau der Knochengrundsubstanz. Engelmann, Leipzig

Eggers GWN, Schindler TO, Ponerat CM (1949) The influence of the contact-compression factor on osteogenesis in surgical fractures. J Bone Joint Surg [Am] 31: 693 – 716

Eitel F (1981) Indikation zur operativen Frakturbehandlung. Springer, Berlin Heidelberg New York (Hefte zur Unfallheilkunde, Heft 154)

Eitel F, Seiler H, Schweiberer L (1981) Vergleichende morphologische Untersuchungen zur Übertragbarkeit tierexperimenteller Ergebnisse auf den Regenerationsprozeß des menschlichen Röhrenknochens. II. Untersuchungsergebnisse. Unfallheilkunde 84/6: 255 – 264

Ekeland A, Engesaeter LB, Langeland N (1981) Mechanical properties of fractured and intact rat femora evaluated by bending, torsional and tensile tests. Acta Orthop Scand 52: 605 – 613

Endler F (1954) Mechanische Probleme der Hüftkopfersatzplastik mit Metacrylatendoprothesen. Z Orthop 84: 1 – 7

Engelstad RB (1934) Über die Wirkungen der Röntgenstrahlen auf die Lungen. Acta Radiol [Suppl] 19:

Enlow DH (1963) Principles of bone remodelling. Thomas, Springfield

Enzler MA, Waelchli-Suter C, Perren SM (1980) Prophylaxe der Pseudarthrose durch magnetische Stimulation? Hefte Unfallheilkd 83: 188 – 194

Evans FG (1973) Mechanical properties of bone. Thomas, Springfield

Falter EW, Hellerer O, Aigner R, Brueckner WL (1982) Experimentelle Untersuchungen zum Einfluß von Calcitonin auf die sekundäre Knochenbruchheilung. Langenbecks Arch Chir 356/1: 77 – 81

Fell HB (1932) The osteogenic capacity in vitro of periosteum and endosteum isolated from the limb skeleton of fowl ambryos and young chicks. J Anat 66: 157 – 180

Fleisch H (1964) Role of nucleation and inhibition of calcification. Clin Orthop 32: 170

Flourens J-P-M (1842) Recherches sur le développement des os et des dents. Gide, Paris

Friedebold G (im Druck) Einführung in die biologischen Eigenschaften von Knochen und Gelenken. In: Berichtband Deutscher Verband für Materialprüfung (DVM). 1. Sitzung des Arbeitskreises „Implantate" 28./29. 02. 1980. Deutscher Verband für Materialprüfung e.V., Berlin

Friedenberg ZB, French G (1952) The effect of known compression forces on fracture healing. Surg Gynecol Obstet 94: 743 – 748

Friedenberg ZB, Smith HG (1969) Electrical potentials in intact and fractured tibia. Clin Orthop 63: 222 – 225

Friedenstein AY (1962) Humoral nature of osteogenic activity of transitional epithelium. Nature 194: 698 – 699

Friedenstein AY (1968) Induction of bone tissue by transitional epithelium. Clin Orthop 59: 21 – 37

Friedenstein AY (1973) Ciba Found Symp 11: 169 – 185

Friedenstein AY, Petrakova KV, Kurolesova AJ, Trolova GP (1968). Transplantation 6: 230

Fries G (1969) Intravitale Druckmessung am Knochen. Habilitationsschrift an der Medizinischen Fakultät der Universität des Saarlandes, Homburg

Frost HM (1958) Praeparation of thin undecalcified bone sections by rapid´manual method. Stain Technol 33: 273

Frost HM (1963) Bone remodeling dynamics. Thomas, Springfield

Frost HM (1966) Bone dynamics in osteoporosis and osteomalacia. Thomas, Springfield

Frost HM (1969) Tetracycline-based analysis of bone remodeling. Calcif Tissue Res 3: 211

Frost HM (1972) The physiology of cartilaginous, fibrous, and bone tissue. Orthopaedic lectures, vol 2. Thomas, Springfield

Frost HM (1973 a) Bone remodeling and its relationship to metabolic bone diseases. Orthopaedic lectures, vol 3. Thomas, Springfield

Frost HM (1973 b) Bone modeling and skeletal modeling errors. Orthopaedic lectures, vol 4. Thomas, Springfield

Frost HM (1973 c) Orthopaedic biomechanics. Orthopeadic lectures, vol 5. Thomas, Springfield

Gallinaro P, Rahn BA, Filogamo G (1969) The effect of compression in internal fixation of transverse osteotomies in rabbits. Eur Surg Res 1: 171

Ganz R, Brennwald J, Hunter W, Perren SM (1970) The recovery of medullary circulation after osteotomy and internal fixation of the rabbit tibia. Eur Surg Res 2: 106

Gegenbaur C (1864) Über die Bildung des Knochengewebes. Jen Z Med Naturw 1: 343 – 369

Geiger G, Krempien B (1975) Rasterelektronenmikroskopische Untersuchungen an Osteoblasten und Knochenmatrix nach akuter und chronischer Parathormonstimulation. Verh Dtsch Ges Pathol 59: 448

Geiser M (1963) Beiträge zur Biologie der Knochenbruchheilung. Z Orthop [Suppl] 97

Gerber H, Cordey J, Perren SM (1976) Der Einfluß von Magnetfeldern auf Wachstum und Regeneration in der Organkultur. Langenbecks Arch Chir [Suppl] 286 – 291

Glücksmann A (1938) Studies on bone mechanics in vitro. I. Influence of pressure on orientation of structure. Anat Rec 72: 97 – 114

Gördes W, Kossyk W, Bodefeld P (1975 a) Versuche zur Kalksalzdichtebestimmung an der osteotomierten und stabilisierten Tibia des Kaninchens. Arch Orthop Unfallchir 81: 125 – 147

Gördes W, Kossyk W, Holländer H (1975 b) Histologische und histomorphometrische Veränderungen bei Plattenosteosynthesen nach Osteotomien an der Tibia des Kaninchens. Arch Orthop Unfallchir 82: 123 – 133

Göthlin G, Ericsson JLE (1973) On the histogenesis of the cells in fracture callus. Electron microscopic autora diographic observations in parabiotic rats and studies on labelled monocytes. Virchows Arch [B] 12: 318

Goldhaber P (1958) Preliminary observations on bone isografts within diffusion chambers. Proc Soc Exp Biol Med 98: 53

Goldhaber P (1961) Osteogenetic induction across millipore filters in vivo. Science 133: 2965 – 2967

Goodsir J, Goodsir HDS (1845) Anatomical and pathological observations. MacPhail, Edinburgh

Greiff I (1980) Bone healing in rabbits after compression osteosynthesis: A comparative study between the radiological and histological findings. Injury 10/4: 257 – 267

Grobstein C (1956) Inductive tissue interaction in development. Adv Cancer Res 4: 187 – 236

Gustilo RB, Nelson GE, Hamel A, Moe JH (1964) The effect of intramedullary nailing on the blood supply of the diaphysis of long bones in mature dogs. J Bone Joint Surg [Am] 46: 1362 – 1363

Haas H-G (1976) Skelett und Mineralstoffwechsel. In: Siegenthaler W (Hrsg) Klinische Pathophysiologie. 3. Aufl. Thieme, Stuttgart

Hackenbroch M (1955) Die Hüftgelenksplastik mit der Femurkopfersatz-Prothese nach Judet. Dtsch Med Wochenschr 80: 1282 – 1287

Häupl K (1934) Über Gewebsveränderungen und die ihnen zugrundeliegenden Vorgänge, welche von partiellen Prothesen am Kieferkamm, Zahn- und Zahnstückgewebe veranlaßt werden. Dtsch Zahn Mund Kieferheilkd 10: 282 – 303

Häupl K (1938) Gewebsumbau und Zahnveränderung in der Funktionskiefernorthopädie. Barth, Leipzig

Häupl K (1941) Welche Gesetzmäßigkeiten beherrschen die geweblichen Veränderungen bei der Knochentransformation? Wien Klin Wochenschr 54: 1469 – 1476

Haller A von (1763) Experimentora de ossium formatione. Opera minore 2: 460 – 600

Ham AW, Harris WR (1956) Repair and Transplantation of Bone. In: The Biochemistry and Physiology of Bone, S. 475 – 505 Edited by G. H. Bourne New York, Academic Press Inc.

Ham AW (1930) A histological study of the early phases of bone repair. J Bone Joint Surg 12: 827 – 844

Ham AW, Harris WR (1971) Repair and transplantation of bone. In: Bourne GM (ed) The biochemistry and physiology of bone vol 3, 2nd edn. Academic Press, New York, pp 337 – 399

Hancox NM (1972) Biology of bone. Cambridge University Press, Cambridge

Hancox NM, Boothroyd B (1964) Ultrastructure of bone formation and resorption. In: Clark JMP (ed) Modern trends in orthopaedics, vol 4. Butterworths, London, pp 26 – 52

Harris WH, Jackson RH, Jowsey J (1962) The in vivo distribution of tetracyclines in canine bone. J Bone Joint Surg [Am] 1308 – 1320

Harris WH, Moyen B J-L, Trasher EL, Davis LA, Cobden RH, MacKenzie DA, Cywinski JK (1977) Differential response to electrical stimulation. Clin Orthop 124: 31 – 40

Hartles RL (1964) Calcification. In: Clark JMP (ed) Modern trends in orthopaedics, vol 4. Butterworths, London pp 53 – 68

Hasche-Klünder R, Gelbke H (1952) Tierversuche zur Histomechanik der Callusbildung als Kritik der Lehre Krompechers. Langenbecks Arch Chir 274: 62 – 87

Havers C (1963) Some new observations on bone. Facsimile reproduction. In: Enlow DH (ed) Principles of bone remodelling. Thomas, Springfield

Hellewell AB, Beljan JR, Goldmann M (1975) The effect of diethylstilbestrol on the rate of osseous repair, bone integrity and plasma calcium in the adult pavian. Calcif Tissue Res 18: 233 – 239

Heppenstall RB, Grislis G, Hunt TK (1975) Tissue gas tensions and oxygen consumption in healing bone defects. Clin Orthop 106: 357 – 365

Hess H (1972) Die Spannungskräfte der Druckplattenosteosynthese. In: Otte P, Schlegel K-F (Hrsg) Bücherei des Orthopäden, Bd 9. Enke, Stuttgart

Heuwinkel R (1979) Zur Ätiologie und Pathogenese der Knochenneubildungen bei Hirnverletzten und Paraplegikern. I. Das lokale Milieu – Untersuchungen im Frakturhämatom. Unfallheilkunde 82: 252 – 258

Heuwinkel R, Schneider HM (1979) Zur Ätiologie und Pathogenese der Knochenneubildungen bei Hirnverletzten und Paraplegikern. II. Histochemie der frakturnahen Weichgewebe (Enzymmuster im Bereich der heilenden Fraktur). Unfallheilkunde 82: 349 – 352

Heuwinkel R, Hofmann S, Kapp S, Schneider HM, Schwarz M, Weigand H (1978) Zur Ätiologie und Pathogenese der Knochenneubildungen bei Hirnverletzten und Paraplegikern. Vorbetrachtungen zum heutigen Wissensstand. Unfallheilkunde 81: 577 – 584

Hirsch T von, Boellaard JW (1959) Methacrylsäure als Einbettungsmittel in der Histologie. Z Wiss Micros Histo Techn 64: 23

Hiss E, Hassenpflug J (1982) Untersuchungen zur elektrischen Funktion von Geräten für die Magnetfeldtherapie. In: Hackenbroch MH, Refior H-J, Jäger M (Hrsg) Osteogenese und Knochenwachstum. Thieme, Stuttgart New York

Holtfreter J, Hamburger V (1955) Amphibians (embryogenesis, progressive differentiation). In: Willier BH, Weiss PA, Hamburger V (eds) Analysis of development. Saunders, Philadelphia

Horton JE, Oppenheim JJ, Mergenhagen SE, Raisz LG (1974) Macrophage-lymphocyte synergy in the production of osteoplast activating factor. J Immunol 113: 1278 – 1287

Hoskins WE, Asling CW (1977) Influence of growth hormone and thyroxine on endochondral osteogenesis on the mandibular condyle and proximal tibial epiphysis. J Dent Res 56: 509 – 517

Howship J (1817) Observations on the morbid structure of bone. Med Chir Trans 8: 57 – 107

Hoyer H-E, Lippert H (1982) Biomechanische Veränderungen von Extremitätenknochen in der postnatalen Entwicklung bei Han-Wistar-Ratten. In: Hackenbroch MH, Refior H-J, Jäger M (Hrsg) Osteogenese und Knochenwachstum. Thieme, Stuttgart New York

Huggins CB (1931) The formation of bone under the influence of epithelium of the urinary tract. Arch Surg 22: 377 – 407

Huggler AH, Jacobs MAC, Schreiber A (1978) Biomechanische Analyse der Lockerung von Femurprothesen. Arch Orthop Trauma Surg 92: 261 – 272

Hulth A, Olerud S (1964) Early fracture callus in normal and cortisone treated rats. Acta Orthop Scand 1: 1 – 23

Hunter J (1835) The works of John Hunter, FRS, with notes edited by Palmer JF, Longman, Rees, Orme, Brown, Green, and Longman, London

Hutzschenreuter P, Perren SM, Steinemann S (1969) Some effects of rigidity of internal fixation on the healing pattern of osteotomies. Injury 1: 77

Jackson-Burrows H (1971) Replacement of tumours affecting the bone by major internal prosthesis. Biomedical engineering and its clinical application in orthopaedic surgery. British Council, London

Jäger M, Dietschi C, Ungethüm M (1973) Über das Verhalten der unversehrten und durchbohrten Tibia bei Biegebeanspruchung. Arch Orthop Unfallchir 76: 188 – 194

Jäger M, Gördes W, Kossyk W, Ungethüm M (1976) Bruchfestigkeitsuntersuchungen bei konservativ und operativ behandelten Osteotomien der Kaninchentibia (Gipsfixation und Markraumschienung). Unfallheilkunde 79: 193 – 201

Jaworski ZF, Lok E (1972) The rate of osteoclastic bone erosion in Haversian remodeling sites of adult dog's rib. Calcif Tissue Res 10: 103

Johnell O (1977) Cell proliferation in bone marrow and thymus following soft tissue damage. Acta Orthop Scand 48: 433 – 435

Johner R (1972) Zur Knochenheilung in Abhängigkeit von der Defektgröße. Helv Chir Acta 39: 409 – 411

Jores L (1920) Experimentelle Untersuchungen über die Einwirkung mechanischen Druckes auf den Knochen. Beitr Pathol Anat 66: 433

Kase F, D'Amico JC (1976) A literature search for the methods and materials used to stimulate osteogenesis. J Am Podiatr Med Assoc 66: 604 – 617

Keith A (1919) Menders of the maimed. Oxford University, Press, London, Chs 14 – 16

Kempfle B (1975) Kontrolle der Heilungsdauer von Frakturen mit radioaktiven Isotopen. Fortschr Kiefer Gesichtschir 19: 27 – 29

Kinzl L, Perren S, Burri C (1974) Veränderungen mechanischer Qualität unter Druckplatten liegender Knochencorticalis (Streßprotection). Langenbecks Arch Chir [Suppl] Chir Forum 215 – 216

Knese KH (1958) Knochenstruktur als Verbundbau. Zwanglose Abhandlungen aus dem Gebiet der normalen und pathologischen Anatomie, Heft 4. Thieme, Stuttgart

Kölbel R, Bergmann G, Böhm E (1975) Mikroradiographie und Makroradiographie mit einem einfachen Röntgendurchleuchtungsgerät. Z Orthop 113: 886 – 890

Kölliker A (1873) Die normale Resorption des Knochengewebes und ihre Bedeutung für die Entstehung der typischen Knochenformen. Vogel, Leipzig

Kowalewski K, Gort J (1959) An anabolic androgen as a stimulant of bone healing in rats treated with cortisone. Acta Endocrinol (Copenh) 30: 273

Kraus W (1982) Das Magnetodyn-Verfahren nach Kraus und Lechner. In: Hackenbroch MH, Refior H-J, Jäger M (Hrsg) Osteogenese und Knochenwachstum. Thieme, Stuttgart New York

Krempien B, Geiger G, Ritz E (1976) Effects of acute and chronic PTH stimulation on osteoblasts and the under-lying bone matrix. Calcif Tissue Res 21: 260 – 266

Krompecher S (1937) Die Knochenneubildung. Fischer, Jena

Krompecher S (1958) Die qualitative Adaptation der Gewebe. Z Mikrosk Anat Forsch 64: 59

Kummer B (1980) Bau und Funktion des Bewegungsapparates. In: Witt AN, Rettig H, Schlegel KF, Hackenbroch MH, Hupfauer W (Hrsg) Orthopädie in Praxis und Klinik, Bd 1, 2. Aufl. Thieme, Stuttgart New York

Lacroix P (1947) Organizers and the growth of bone. J Bone Joint Surg 29: 292 – 296

Lacroix P (1949) L'organisation des os. Desoer. Liege

Lane WA (1914) The operative treatment of fractures. 2nd edn. Medical Publishing, London

Langeland N (1978) The influence of oestrogen on bone metabolism. Arch Orthop Trauma Surg 92: 149 – 152

Lavine LS, Lustrin I, Shamos M, Rinaldi R, Liboff A (1972) Electric enhancement of bone healing. Science 175: 1118 – 1121

Leaver AG, Triffitt JT, Holbook IB (1975) Newer knowledge of non-collagenous protein in dentin and cortical bone matrix. Clin Orthop 110: 269 – 292

Lechner F (1974) Beeinflussung der Knochenbildung durch elektromagnetische Potentiale. Langenbecks Arch Chir 337: 631 – 635

Leeuwenhoek A van (1693) An extract of a letter from Mr. Anthony van Leeuwenhoek, containing several observations on the texture of the bones of animals compared with that of wood: on the bark of trees: on the little scales formed on the cuticula etc. Philos Trans R Soc Lond 17: 838

Leonhardt H (1969) Histologie und Zytologie des Menschen, 2. Aufl. Thieme, Stuttgart

Lériche R, Policard A (1928) The normal and pathological physiology of bone: Its problems. (Translated by S. Moore and J. A. Key). Kimpton, London

Lettin AWF (1965) The effects of axial compression on the healing of experimental fractures of the rabbit tibia. Proc R Soc Med 58: 30 – 34

Levander G (1938) A study of bone regeneration surgery. Surg Gynecol Obstet 67: 705 – 714

Lindholm TS, Sevastikoglu JA (1979) The effects of 1- -hydroxycholecalciferol on the healing of experimental fractures in adult rats. Acta Orthop Scand 49/6: 485 – 491

Lippert H (1975) Altersabhängigkeit der mechanischen Beanspruchbarkeit menschlicher Gewebe. Verh Anat Ges 69: 421 – 426

Maatz R (1951) Die Wundmechanik in der Federosteosynthese. Z Orthop 80: 643 – 656

Macewen W (1912) The growth of bone. Observation and osteogenesis. The experimental injury into the development and reproduction of diapheseal bone. Maclehose, Glasgow

Mankin HJ, Thrasher AZ, Weinberg EH, Harris WH (1978) Dissociation between the effect of bovine growth hormone in articular cartilage and in bone of the adult dog. J Bone Joint Surg [Am] 60: 1071 – 1075

Manson JD, Waters NE (1963) Maturation rate of the osteon of the cat. Nature 200: 489 – 490

Marchant F (1901) Der Prozeß der Wundheilung mit Einschluß der Transplantation. Stuttgart Deutsche Chirurgie, Bd 16

Marino AA, Becker RD (1970) The effect of electric current on rat tail tendon collagen in solution. Calcif Tissue Res 4: 330

Matter P, Brennwald J, Perren SM (1974 a) Biologische Reaktion des Knochens auf Osteosynthese-platten. Helv Chir Acta [Suppl] 12: 1 – 44

Matter P, Brennwald J, Perren SM (1974 b) Knochenumbau bei der Druckplattenosteosynthese. Med Orthop Techn 2: 61

Matter P, Brennwald J, Perren SM (1975) Biologische Reaktionen des Knochens auf Osteosynthese-platten. Helv Chir Acta [Suppl] 12

Matthiass HH, Oosterhoff D, Kleemann H, Fleischer M (1982) Die Wachstumsaktivität der Fuge unter verschiedenen funktionellen Bedingungen. In: Hackenbroch MH, Refior H-J, Jäger M (Hrsg) Osteo-genese und Knochenwachstum. Thieme, Stuttgart New York

Matzen PF (1952) Vom Einfluß mechanischer Einwirkungen auf die Kallusbildung, 1. Teil. Bruns Beitr Klin Chir 184: 177 – 179

Matzen PF (1954) Vom Einfluß mechanischer Einwirkungen auf die Kallusbildung, 2. Teil. Bruns Beitr Klin Chir 188: 97 – 108

Mayer L, Wehner E (1914) Neue Versuche zur Frage der Bedeutung der einzelnen Komponenten des Knochengewebes bei der Regeneration und Transplantation von Knochen. Arch Klin Chir 103: 732 – 762

Maximow AA, Bloom W (1952) A textbook of histology, 6th edn. Saunders, Philadelphia

McLean FC, Urist MR (1955) An introduction to the physiology of skeletal tissue, 1st edn. University of Chicago Press, Chicago

McLean FC, Urist MR (1968) Bone. Fundamentals of the physiology of skeletal tissue, 3rd edn. University of Chicago Press, Chicago

McWilliams CA (1914) The methods suggested for bone transplantations. Ann Surg 59: 465 – 482

Milch RA, Rall DP, Tobie IE (1958) Fluorescence of tetracycline antibiotics in bone. J Bone Joint Surg [Am] 40: 897 – 910

Mittelmeier H (1972) Piezoelektrische und spannungsoptische Untersuchung zur Biomechanik der Schraubenosteosynthese. Z Orthop 110: 843 – 901

Mittelmeier H, Harms J (1980) Absinken des Implantatlagers bei der Druckplattenosteosynthese und seine biomechanische Bedeutung. In: Hierholzer G, Zilch H (Hrsg) Transplantatlager und Implan-tatlager bei verschiedenen Operationsverfahren. Springer, Berlin Heidelberg New York

Mittelmeier H, Singer L (1956) Anatomische und histologische Untersuchungen von Arthroplastik-gelenken mit Plexiglas-Endoprothesen. Arch Orthop Unfallchir 48: 519 – 560

Moss ML (1960) Experimental induction of osteogenesis. In: Soqunaes RF (ed) Calcification in biolo-gical systems. American Association for the Advancement of Science, Washington

Müller ME, Allgöwer M, Schneider R, Willenegger H (1977) Manual der Osteosynthese, 2. Aufl. Springer Berlin Heidelberg New York

Münzenberg KJ, Teschner WP (1978) Die Wirkung von Magnesium während der Knochenbildung. Krankenhausarzt 51: 499 – 502

Nelson Ge, Kelley PJ, Peterson LFA, Janes JM (1960) Blood supply of the human tibia. J Bone Joint Surg [Am] 42: 625 – 636

Nigg BM (1980) Biomechanische Überlegungen zur Belastung des Bewegungsapparates. In: Cotta H, Krahl H, Steinbrück K (Hrsg) Die Belastungstoleranz des Bewegungsapparates. 3. Heidelberger Orthopädie-Symposium. Thieme, Stuttgart New York

Northmore-Ball MD, Wood MR, Megitt BF (1980) A biomechanical study of the effect of growth hormone in experimental fracture healing. J Bone Joint Surg [Br] 62/3: 391 – 396

Oberdahlhoff H (1946) Zur Frage der Knochenbildung. Chirurg 17/18:123 – 129

Oberdahlhoff H (1948) Der Einfluß mechanisch-funktioneller Kräfte auf die feineren Vorgänge der Knochenheilung. Dtsch Med Wochenschr 73: 291

Olerud S, Danckwardt-Lillieström G (1968) Fracture healing in compression osteosynthesis in the dog. J Bone Joint Surg [Br] 50: 844 – 851

Ollier L (1867) Traité experimentale et clinical de la régéneration des os et de la production du tissue. Masson, Paris

Ostrowski K, Wlodarski K (1971) Induction of heterotopic bone formation. In: Bourne GH (ed) The biochemistry and physiology of bone. Academic Press, New York, pp 299 – 336

Paavolainen P, Slätis P, Karaharju E, Holmström T (1979) The healing of experimental fractures by compression osteosynthesis. I. Torsional strength. Acta Orthop Scand 50: 369 – 374

Paavolainen P, Karaharju F, Slätis P, Waris P (1981) Radiographie evaluation of fracture healing after rigid plate fixation. Acta Radiol [Diagn] 22/6: 697 – 702

Panjabi MM, White AA, Wolf JA Jr (1980) A biomechanical comparison of flexible and rigid fracture fixation. In: Uhthoff HK (ed) Current concepts of internal fixation of fractures. Springer, New York, pp 324 – 333

Patten HT van, Whittick JW (1955) Heterotopic ossification in intestinal neoplasms. Am J Pathol 31: 73 – 91

Pauwels F (1935) Der Schenkelhalsbruch. Ein mechanisches Problem. Grundlagen des Heilungsvorganges. Prognose und kausale Therapie. Z Orthop Chir (Beilageh) 63

Pauwels F (1960) Eine neue Theorie über den Einfluß mechanischer Reize auf die Differenzierung der Stützgewebe. Z Anat Entwickl Gesch 121: 478

Pauwels F (1965) Gesammelte Abhandlungen zur funktionellen Anatomie des Bewegungsapparates. Springer, Berlin Heidelberg New York

Pauwels F (1973) Atlas zur Biomechanik der gesunden und kranken Hüfte. Springer, Berlin Heidelberg New York

Perren SM, Cordey J (1977) Die Gewebsdifferenzierung in der Frakturheilung. Unfallheilkunde 80: 161 – 164

Perren SM, Huggler A, Russenberger A, Allgöwer M, Mathys R, Schenk RK, Willenegger H, Müller ME (1969) The reaction of cortical bone to compression. Acta Orthop Scand [Suppl] 125: 19

Perren SM, Rahn B, Cordey J (1975) Mechanik und Biologie der Frakturheilung. Fortschr Kiefer Gesichtschir 19: 33 – 37

Piekarski K, Demetriades D, Mackenzie A (1978) Osteogenetic stimulation by externally applied DC current. Acta Orthop Scand 49: 113 – 120

Potma T (1968) Dehnungsmeßstreifen-Meßtechnik. Philips, Hamburg

Pritchard JJ (1956) The Osteoblast. In: Bourne GH (ed) The biochemistry and physiologie of bone. Academic Press, New York, pp 179 – 212

Pritchard JJ (1964) Histology of fracture repair. In: Clarke JMD (ed) Modern trends in orthopaedics, vol 4. Science of fractures. Butterworth, London, pp 69 – 90

Pritchard JJ (1972) General histology of bone. In: Bourne GH (ed) The biochemistry and physiology of bone. 2nd edn. Academic Press, New York, pp 1 – 20

Pritchard JJ, Ruzicka AJ (1950) Comparison of fracture repair in the frog, lizard and rat. J Anat 84: 236

Rabl C (1927) Experimentelle Untersuchungen über Druckeinwirkungen auf den Knochen. Langenbecks Arch Chir 145: 515 – 526

Rahn BA (1976) Die polychrome Fluoreszenzmarkierung des Knochens. Nova Acta Leopoldina 44: 223

Rahn BA, Perren SM (1971) Xylenolorange, a fluochrome useful in polychrome sequential labeling of calcifying tissues. Stain Technol 46: 125

Rahn BA, Perren SM (1972) Alizarin Komplexon-Fluochrom zur Markierung von Knochen- und Dentinanbau. Experientia 28: 180 – 181

Rahn BA, Gallinaro P, Hunter W, Schenk R, Perren SM (1969) Primary healing of osteotomies in rabbits using new compression plates. Eur Surg Res 1: 170

Rahn BA, Gallinaro P, Baltensperger A, Perren SM (1971) Primary bone healing (an experimental study in the rabbit). J Bone Joint Surg [Am] 53/4: 783 – 786

Rasmussen H, Bordier P (1974) The physiological and cellular basis of metabolic bone disease. Williams & Wilkins, Baltimore

Reitan K (1964) Effects of force magnitude and directions of tooth movement on different alveolar bone type. Angl Orthod 34: 244

Rhinelander FW (1965) Some aspects of the microcirculation of healing bone. Clin Orthop 40: 12 – 16

Rhinelander FW (1968) The normal microcirculation of diaphyseal cortex and its response to fracture. J Bone Joint Surg [Am] 50: 784 – 800

Rhinelander FW (1972) Circulation of bone. In: Bourne GM (ed) The biochemistry and physiology of bone, 2nd edn. Academic Press, New York London

Rhinelander FW, Baragry RA (1962) Microangiography in bone healing. I. Undisplaced closed fractures. J Bone Joint Surg [Am] 44: 1273 – 1298

Rittmann WW, Perren SM (1974) Corticale Knochenheilung nach Osteosynthese. Springer, Berlin Heidelberg New York

Ro J, Sudmann E, Marton PF (1976) Effect of indomethacin on fracture healing in rats. Acta Orthop Scand 47/6: 588 – 599

Romeis B (1968) Mikroskopische Technik. Oldenbourg, München Wien

Rosemeyer B (1977) Immobilisationsosteoporose. Enke, Stuttgart Bücherei des Orthopäden, Bd 17.

Rosemeyer B (1982) Ist eine Immobilisationsosteoporose reparabel? In: Hackenbroch MH, Refior H-J, Jäger M (Hrsg) Osteogenese und Knochenwachstum. Thieme, Stuttgart New York

Roux W (1895) Gesammelte Abhandlungen über die Entwicklungsmechanik der Organismen. Engelmann, Leipzig

Sarmiento A, Mullis DL, Latta LL et al. (1980) A quantitative comparative analysis of fracture healing under the influence of compression plating vs. closed weight-bearing treatment. Clin Orthop 149: 232 – 239

Sauer H-D, Langendorff HU, Sommer-Tsilenis E, Borchers D (1982) Beeinflussung der Knochenbruchheilung durch Cytostatika – interdisziplinäre tierexperimentelle Untersuchungen. In: Hackenbroch MH, Refior H-J, Jäger M (Hrsg) Osteogenese und Knochenwachstum. Thieme, Stuttgart New York

Schatzker J, Chapman M, Ha'Eri GB, Formaster VL, Sommer-Smith G, Williams C (1979) The effect of calcitonin in fracture healing. Clin Orthop 141: 303 – 306

Schenk RK (1978) Die Histologie der primären Knochenheilung im Lichte neuer Konzeptionen über den Knochenumbau. Unfallheilkunde 81: 219 – 227

Schenk R, Perren SM (1977) Biologie und Biomechanik der Frakturheilung am Röhrenknochen als Grundlage der Osteosynthese. Hefte Unfallheilkd 129: 29 – 41

Schenk R, Willenegger H (1963) Zum histologischen Bild der sogenannten Primärheilung der Knochenkompakta nach experimentellen Osteotomien am Hund. Experienta 19: 593

Schenk R, Willenegger H (1964 a) Zur Histologie der primären Knochenheilung. Langenbecks Arch Chir 308: 440 – 451

Schenk R, Willenegger H (1964 b) Dynamik des Haverschen Umbaus. Second European Symposium on Calcified Tissues, Liège, p 125

Schenk R, Willenegger H (1967) Morphological findings in primary fracture healing. Symp Biol Hung 7: 75 – 86

Schenk R, Willenegger H (1977) Zur Histologie der primären Knochenheilung. Unfallheilkunde 80: 155 – 160

Schmit-Neuerburg KP, Wilde CD (1973) Defektüberbrückung an den langen Röhrenknochen. Springer, Berlin Heidelberg New York (Hefte zur Unfallheilkunde, Heft 113)

Schnizer W, Meyer G, Falter EW, Hellerer O, Gall H (1982) Untersuchungen zur Objektivierung von Magnetfeldwirkungen anhand radiologischer und mechanischer Parameter am Modell der osteotomierten Rattentibia. In: Hackenbroch MH, Refior II-J, Jäger M (Hrsg) Osteogenese und Knochenwachstum. Thieme, Stuttgart New York

Schöpf HJ, Stecher J, Karg E (1980) Ermittlung von Pressungsverteilungen an Kontakt- und Dichtflächen. Messen Prüfen 16/6: 388 – 397

Schulz W, Delling G (1976) Die Wirkung einer Calcitonin-Langzeittherapie auf Knochenzellen und Knochenmineralisation bei der Ratte. Virchows Arch [A] 369: 229

Schwarz AM (1953) Lehrgang der Gebißregelung. Urban & Schwarzenberg, Wien Innsbruck

Schweiberer L (1970) Experimentelle Untersuchungen von Knochentransplantaten mit unveränderter und mit denaturierter Knochengrundsubstanz. Springer, Berlin, Heidelberg New York (Hefte zur Unfallheilkunde, Heft 103)

Schweiberer L, Dambe LT, Eitel F, Klapp F (1974) Revascularisation der Tibia nach konservativer und operativer Frakturenbehandlung. Hefte Unfallheilkd 19: 18 – 26

Schweiberer L, Eitel F (1976) Pathophysiologie der Frakturheilung. In: Zenker R, Deucher E, Schink W (Hrsg) Chirurgie der Gegenwart. Urban & Schwarzenberg, München Wien Baltimore, S 1 – 35

Schweiberer L, Schenk R (1977) Histomorphologie und Vaskularisation der sekundären Knochenbruchheilung, unter besonderer Berücksichtigung der Tibiaschaftfraktur. Unfallheilkunde 80: 275 – 286

Schweiberer L, van de Berg A, Dambe L (1970) Das Verhalten der intraossären Gefäße nach Osteosynthese der frakturierten Tibia des Hundes. Therapiewoche 20: 1330 – 1332

Segmüller G (1974) Spätphase der Frakturheilung ermittelt mit Hilfe der Szintimetrie. Hefte Unfallheilkd 117: 263 – 270

Sevitt S (1981) Bone repair and fracture healing in man. Churchill Livingstone, Edinburgh London Melbourne New York

Simkiss K (1975) Bone and biomineralization. Studies in biology, No. 53. Arnold, London

Simon BR, Woo L-I, Stanley GM, Olmstead SR, McCarty MP, Iemmott GF, Akeson WH (1977) Evaluation of one-, two- and three-dimensional finite element and experimental models of internal fixation plates. J Biomech 10: 79 – 86

Spemann H, Mangold H (1924) Über Induktion von Embryonalanlagen durch Implantation artfremder Organisatoren. Arch Mikr Anat Entwicklungs 100: 599 – 638

Stuhler T (1982) Beeinflussung des Knochenumbaus im niederfrequent pulsierendem Magnetfeld – vergleichende Messungen. In: Hackenbroch MH, Refior H-J, Jäger M (Hrsg) Osteogenese und Knochenwachstum. Thieme, Stuttgart New York

Sudmann E, Hagen T (1976) Indomethacin-induced delayed fracture healing. Arch Orthop Unfallchir 85: 151 – 154

Sudmann E, Marton PF (1976) Effect of indomethacin on fracture healing in rats. Acta Orthop Scand 47: 588 – 599

Talmage R (1969) Calcium homeostasis – calcium transport – parathyroid action. Clin Orthop 67: 210 – 224

Todd E, Bowman IA (1845) The physiological anatomy and physiology of man. Blanchard & Lea, Philadelphia

Tomes J, de Morgan C (1853) Observations on the structure and development of bone. Philos Trans R Soc Lond 143: 109 – 139

Tonna EA, Cronkite EP (1961 a) Cellular response to fracture studied with tritiated thymidine. J Bone Joint Surg [Am] 43: 352 – 362

Tonna EA, Cronkite EP (1961 b) Use of tritiated thymidine for the study of the origin of the osteoclast. Nature 190: 459 – 460

Trueta J (1963) The role of the vessels in osteogenesis. J Bone Joint Surg [Br] 45: 402<418

Uhthoff HK, Finnegan M (1983) The effects of metal plates on post-traumatic remodelling and bone mass. J Bone Joint Surg [Br] 65/1: 66 – 71

Ungethüm M (1982) Die Beeinflussung von Osteogenese und Knochenwachstum durch elektrische und elektromagnetische Einwirkungen: Zusammenfassung und kritische Würdigung. In: Hackenbroch MH, Refior H-J, Jäger M (Hrsg) Osteogenese und Knochenwachstum. Thieme, Stuttgart New York

Urist MR (1976) Biochemistry of calcification. In: Bourne GH (ed) Biochemistry and physiology of bone, 2nd edn. Academic Press, New York London, pp 1 – 59

Urist MR, Johnson RW (1943) Calcification and ossification. IV. The healing of fractures in man under clinical conditions. J Bone Joint Surg [Am] 25: 375 – 426

Urist MR, McLean FC (1952) Osteogenetic potencyand and new-bone formation by induction in transplants to the anterior chamber of the eye. J Bone Joint Surg [Am] 34: 443 – 470

Urist MR, Wallace TH, Adams T (1965) The function of fibrocartilaginous fracture callus. Observations on transplants labelled with tritiated thymidine. J Bone Joint Surg [Br] 47: 305 – 318

Urist MR, Iwata H, Ceccotti PL, Dorfman RL (1973) Bone morphogenesis in implants of insoluble bone gelatin. Proc Natl Acad Sci 70: 3511

Venbrocks HP, Münzenberg KJ, Thomas G (1971) Tierexperimentelle Untersuchungen über das Verhalten des Druckes bei Osteosynthesen. Z Orthop 108: 679 – 685

Vitalli HP, Reissmann B (1967) Experimentelle Untersuchungen zum Ablauf posttraumatischer Umbauvorgänge im jugendlichen Knochen. Langenbecks Arch Chir 319: 420 – 423

Weidenreich F (1930) Stützgewebe. Knochengewebe. Skeletsystem. In: Möllendorf W von (Hrsg) Die Gewebe. Springer, Berlin (Handbuch der mikroskopischen Anatomie des Menschen, Bd 2/2, S 408)

Weinmann JP., Sicher H. (1965) Bone and bones. Fundamentals of bone biology, 2nd edn. Kimpton, London

Weir JB, Bell GH, Chambers IW (1949) The strength and elasticity of bone in rats on a rachitogenic diet. J Bone Joint Surg [Br] 31: 444 – 451

Werhahn C (1964) Bone dynamics. Little Brown, Boston

Werhahn C, Weigert M (1974) Die Stimulierung der primären Knochenheilung durch elektrischen Gleichstrom. Z Orthop 112: 1226 – 1242

Werhahn C, Weigert M (1982) Erfahrungen mit der elektrischen Stimulierung der Knochenheilung bei Pseudarthrosen langer Röhrenknochen. In: Hackenbroch MH, Refior H-J, Jäger M (Hrsg) Osteogenese und Knochenwachstum. Thieme, Stuttgart New York

Wiel CJV, Grubb SA, Talmage RV (1978) The presence of living cells on surfaces of human trabecular bone. Clin Orthop 134: 350 – 355

Willenegger H, Schenk R, Straumann E, Müller ME, Allgöwer M, Krüger H (1962) Methodik und vorläufige Ergebnisse experimenteller Untersuchungen über die Heilvorgänge bei stabiler Osteosynthese an Schaftfrakturen. Langenbecks Arch Chir 301: 846 – 853

Willenegger H, Perren SM, Schenk R (1971) Primäre und sekundäre Knochenbruchheilung. Chirurg 42: 241 – 252

Willis RA (1958) The borderland of embryology and pathology. Butterworths, London

Wilson JN, Scales JT (1970) Loosening of total hip replacement with cement fixation. Clin Orthop 72: 145

Wolf E, Kache J, Mayer G, Schubert T, Kleditzsch J, Beer W, Hellinger J (1982) Untersuchungen über die Reifungsgeschwindigkeit von Osteonen. Z Orthop 120: 650 – 656

Wolff J (1892) Das Gesetz der Transformation der Knochen. Hirschwalk, Berlin

Wolter D (1976) Das komprimierte und geformte autologe Spongiosatransplantat. Habilitationsschrift, Universität Ulm

Yamagishi M, Yoshimura J (1955) The biomechanics of fracture healing. J Bone Joint Surg [Am] 37: 1035 – 1068

Yasuda J (1954) On the piezoelectric activity of bone. Nippon Seiheigeka Grakkai Zasshi 28: 262 – 271

Yasuda J (1977) Fundamental aspects of fracture treatment. Clin Orthop 124: 5 – 8

Young DM, Fioravanti JL, Olson HM, Prieur DJ (1975) Chemical and morphological alterations of rabbit bone induced by adriamycin. Calcif Tissue Res 18: 45 – 63

Young RW (1962) Cell proliferation and specialization during endochondral osteogenesis in young rats. J Cell Biol 14: 357 – 370

Zenker H, Hepp W, Ungethüm M, Bruns H (1975) Sind von einer sogenannten elastischen Osteosyntheseplatte gegenüber einer starren Platte Vorteile für die Knochenbruchheilung zu erwarten? Z Orthop 113: 765 – 768

Zichner L (1982) Vorgang der Callusbildung unter Elektrostimulation. In: Hackenbroch MH, Refior H-J, Jäger M (Hrsg) Osteogenese und Knochenwachstum. Thieme, Stuttgart New York

Ziegler R, Delling G (1972) Effect of calcitonin on the regeneration of a circumscribed bone defect. Acta Endocrinol (Copenh) 69: 497

Zilch H (1980) Das Fibrinklebesystem in der Knochenchirurgie. Habilitationsschrift, Freie Universität Berlin

Zilch H, Wolff R, Friedebold G (1982) Vergleichende Untersuchungen der Bruchfestigkeit nach Spalt- und Kontaktheilung des Knochens. Hefte Unfallheilkd 158: 17 – 21

Sachverzeichnis

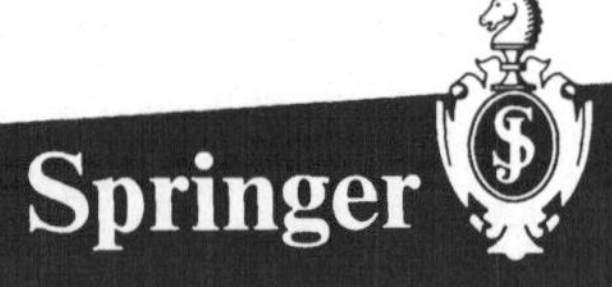
Springer